Liebe Eltern!

Nun halten Sie dieses Heft in der Hand und fragen sich vielleicht, was Sie erwartet. Wir können Ihnen sagen: **Eine spannende Zeit!**

Vielleicht nimmt Ihr Kind am Teamtraining teil, weil es **im Umgang mit anderen Unterstützung braucht.** Es ist still und sehr schüchtern oder eher vorlaut und schnell in Konflikte verwickelt. Vielleicht hat sich aber auch seine Lehrerin oder sein Lehrer überlegt, dass das Training allen Kindern gut tut und **die Klasse so besser zusammenwächst.** Man kann dieses Teamtraining nämlich **unterschiedlich nutzen.**

Dieses Workbook ist ein Angebot an Sie, Ihr Kind **zu Hause** im sozialen Lernen **zu unterstützen**. Auf manchen Seiten finden Sie gute Tipps oder Ergänzungen zu Ihren eigenen Ideen oder Sie sagen: „Das ist unser Thema!“ Bei anderen Seiten werden Sie denken: „Ist doch klar! Machen wir natürlich so!“ Super! Dann freuen Sie sich darüber!

Es benötigt **etwas Zeit,** in diesem Heft zu arbeiten, aber es lohnt sich! Schauen Sie sich am besten am selben Tag das Heft an, an dem Ihr Kind auch an dem Training teilnimmt. So wissen Sie, was Ihr Kind gemacht hat und was es gerade trainiert.

Das **Wochenprotokoll** ist ein sehr wichtiger Teil des Trainings. Mit ihm bringen Sie Ihren Alltag mit ein! Ihr Kind versteht so besser, was das Training ihm nutzt und kann es leichter umsetzen. Denn Lernen beschränkt sich nicht auf Schule! Ihr Kind lernt den ganzen Tag!

Da Sie **als Eltern die wichtigste Rolle** im Leben Ihres Kindes einnehmen, können Sie ihm helfen!

Es freut uns sehr, Sie mit im Team zu haben!

Das Wichtigste in Kürze!

Tragen Sie bitte an den freien Stellen Ihre eigenen Daten ein:

Wir trainieren als Team jetzt **14/15-mal** jeden ______________________ von _______ bis _______ Uhr.

Der Start ist am _______________________ und die Abschlussfeier am _______________________.

Das Training beinhaltet drei thematische Blöcke:

Treffen 1–5	Ein Team werden!	• Gut zuhören • Sich mitteilen • Wissen, was man kann und mag • Grenzen setzen
Treffen 6–8	Selbstregulation!	• Wissen, wie mein Motor läuft • Ruhig-mach-Tricks • Mut-mach-Tricks
Treffen 9–14	Ab in den Alltag!	• Freunde finden und Freund sein • Hilfe holen, anderen helfen • So löse ich Konflikte

An **den Elternabenden**

am ____ um ____________ Uhr und

am ____ um ____________ Uhr

haben Sie Gelegenheit, Fragen zu stellen, sich mit uns und den anderen Eltern auszutauschen und Sie bekommen **zusätzliche Eltern-Informationen mit vielen Alltagstricks.**

Während des Trainings können Sie Ihr Kind und uns unterstützen, indem Sie

- darauf achten, dass es **seine Mappe** dabei hat!
- Ihr Kind hin und wieder an die **Trainingsaufgaben erinnern!**
- Ihr **Workbook** mitgeben, damit wir das **Wochenprotokoll** nutzen und den **Edelstein** überreichen können!

Ihr Kind bekommt von uns **Belohnungspunkte** für das Einhalten der Regeln, erledigte Trainingsaufgaben und mitgebrachte Wochenprotokolle aus dem Workbook!

Das Wochenprotokoll

Wir wissen, dass in Ihrem Workbook teilweise sehr **persönliche Dinge** stehen. Wir werden uns nur das **Wochenprotokoll** und Ihren **Edelstein** ansehen. Ob und was Sie ansonsten in Ihr Buch schreiben, überlassen wir Ihnen.
Das **Wochenprotokoll** ist uns sehr wichtig, weil Sie damit den Alltag Ihres Kindes zu uns bringen. Sie können uns dort mitteilen, was Ihnen gerade wichtig ist. So ist es uns möglich, unseren Trainingsplan optimal auf die Kinder zuzuschneiden, und Ihr Kind weiß: **„Ah! Das hat das Training mit mir zu tun!“**

Notieren Sie bitte immer am besten am Abend vor unserem Teamtrainingstag an den vorgesehenen Platz stichpunktartig die Höhen und Tiefen Ihrer Woche:

+ **Das war diese Woche gut**
– **Das war nicht gut**
☼ **Dabei hat sich mein Kind wohlgefühlt**

Das Wochenprotokoll lesen wir zu Beginn jeder Stunde in der Gruppe vor. Anfangs lesen wir **vor allem das Positive vor,** damit die Kinder lernen, welche Verhaltensweisen in den Familien gut ankommen. Je mehr Strategien zur Lösung von Problemen wir mit Ihren Kindern trainiert haben, desto mehr nehmen wir auch die **negativen Punkte** in Angriff. Wir nutzen sie, um einen **Alltagsbezug** zu den Strategien herzustellen – auch in Form von Rollenspielen.
Hat Ihr Kind kein Wochenprotokoll dabei, darf es leider auch **nicht erzählen,** wie die Woche war, und es bekommt **keinen Punkt** dafür.

Die Edelsteine

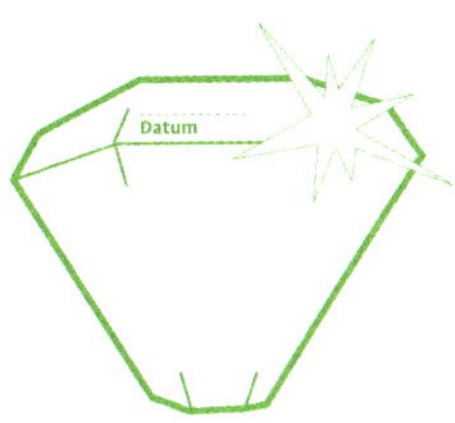

Edelsteine beschreiben **eine Sache,** die besonders gut war! Sie können auch einen positiven Punkt aus dem Wochenprotokoll wieder aufgreifen. Das Ziel ist, dass Ihr Kind alle Edelsteine in einer **Schatzkiste** sammelt, die es im Training gestalten darf. In dieser Kiste kann alles Platz finden, was **gut läuft,** worauf Sie und Ihr Kind **stolz sind** und worauf wir aufbauen können. Wenn Ihr Kind seine Kiste hat, können die Edelsteine aus dem Heft ausgeschnitten und hineingelegt werden. Von uns bekommt Ihr Kind in späteren Stunden auch noch kleine Schätze dazu. Wenn Ihr Kind eigene „Schätze“ (schöne Fundstücke, Eintrittskarten o. ä.) dazulegen möchte: gerne!

Die Edelsteine finden Sie im Anhang auf den Seiten 57 und 59. Bitte schreiben Sie jede Woche einen Edelstein, schneiden Sie ihn aus und geben Sie ihn Ihrem Kind mit.

Der Briefkasten

Der Briefkasten lässt uns und Ihnen Platz für wichtige Mitteilungen außerhalb des Wochenprotokolls. **Wenn Sie uns etwas mitteilen wollen, schreiben Sie es bitte in den Briefkasten.**

Beispiel: Wochenprotokoll vom 23.4.

Das war diese Woche gut:

+ Max hat seinem Bruder die Schuhe zugebunden, als wir es eilig hatten.
+ Er ist bei der Mathehausaufgabe ruhig geblieben, auch als es schwer wurde.
+ Wir haben zusammen gekocht. Er hat spitze Gemüse geschnippelt.
+ Max hatte große Ausdauer beim Radfahren.
+ Donnerstag haben Max und ich schnell zusammen aufgeräumt.

Das hat diese Woche nicht gut geklappt:

– Mittwoch: Streit ums Aufräumen. Der Nachmittag war hin.

– Donnerstag: Angst vor dem Mathetest. Nicht gut geschlafen.

Da hat sich mein Kind wohlgefühlt:

☼ beim Kuscheln

☼ beim Kochen

☼ bei unserer Radtour

☼

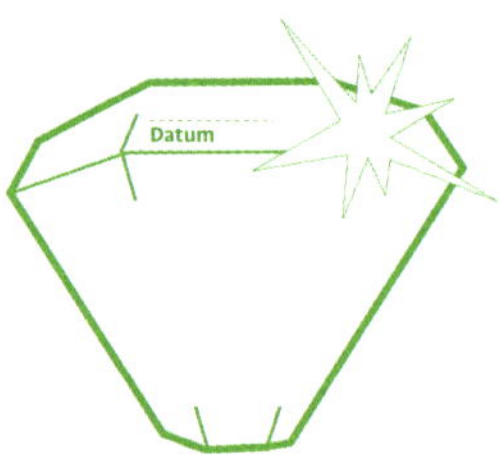

Denken Sie an den Edelstein!

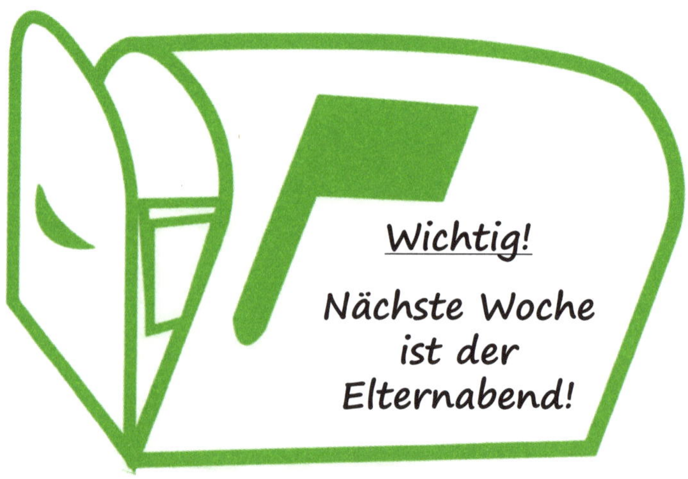

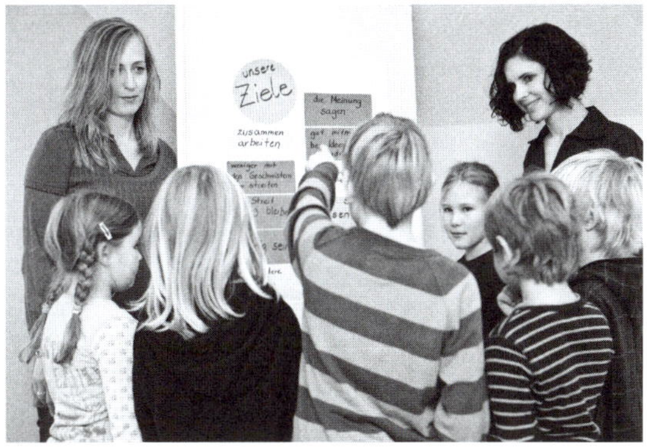

1. Stunde Teamtraining

Kennenlernen, Regeln, Vertrag, Gruppenziele

Wir sind ein Team!

Heute haben wir uns als Teamtrainingsgruppe kennengelernt. Vieles ist hier neu und anders als im „normalen“ Unterricht. Die Kinder haben gleich zu Beginn die Begrüßung durchgeführt, mit der wir jede Stunde starten werden.

Die Begrüßung

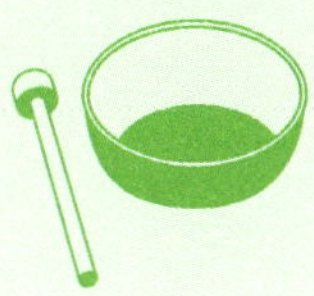

- Jedes Kind steht auf einem Hocker und hat dadurch einen festen Platz.
- Der erhöhte Stand erzeugt Wachheit und Aufmerksamkeit im Gehirn.
- Eine Zentrierungsübung auf dem Hocker unterstützt diesen Effekt zusätzlich.
- Ein gemeinsames Klatschen im Kreis fördert den Teamgeist.
- Jedes Kind wird beim Klatschen mit Namen begrüßt.

Jede Stunde wird durch eine ähnlich gestaltete Verabschiedung beendet. Wiederholung – auch Ritualisierung genannt – gibt schnell Sicherheit und hilft den Kindern, sich an die Regeln zu halten.

Diese **Regeln** mussten wir zunächst gemeinsam festlegen. Die vielen Ideen Ihrer Kinder haben wir auf einem Plakat gesammelt und die Inhalte dann im **Vertrag** besiegelt. Den Vertrag mit den Gruppenregeln finden Sie in der Mappe der Kinder.

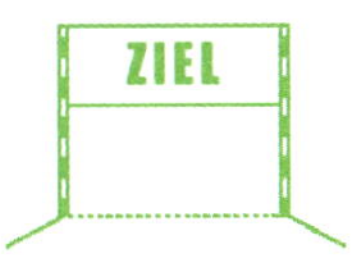

Dann erfolgte ein sehr wichtiger Teil für das gesamte Training: Die Kinder haben ihre **Ziele** aufgestellt.
Bitte schauen Sie sich das Blatt „Meine Ziele“ an und sprechen Sie mit Ihrem Kind über seine Ziele und loben Sie seine Ideen!

!

Welche **Ziele** haben **Sie** für sich und Ihr Kind? Schätzen Sie in Schulnoten ein, wie zufrieden Sie momentan damit sind:

1. ____

____ Note: ☐

2. ____

____ Note: ☐

3. ____

____ Note: ☐

Wir werden in jeder Stunde den Bezug zu den Zielen der Kinder herstellen. Die Kinder sollen immer wissen, welchen Nutzen die Trainingseinheit für sie hat und was die Inhalte mit ihrem Alltag zu tun haben.
Für das Lernen direkt im Alltag sind Sie als Eltern das wichtigste Vorbild Ihres Kindes. Von Ihnen lernt Ihr Kind am meisten!

> **!** Unterstützen Sie Ihr Kind beim Lernen!
> Achten Sie auf kleine Fortschritte, Bemühungen und Versuche!

Am wichtigsten für jede Lernerfahrung ist die **Motivation lernen zu wollen!** Ihnen fallen auch Dinge leichter, die Sie als erfolgreich erleben und die einen klaren Nutzen für Sie haben.

Beispiel aus dem Teamtraining
Die Kinder haben die Aufgabe, ihre Mappe auf den Tisch zu legen, damit wir zügig anfangen können. Diejenigen, die dies schnell tun, werden sofort im Sekundenfenster gelobt:
„Timo und Aminata haben schon ihre Mappen und Workbooks auf dem Tisch! Das ging ja schnell! Wer noch? ... Schon alle startklar! Dann können wir sofort anfangen!“
Das motiviert alle und lenkt die Aufmerksamkeit auf das erwünschte Verhalten. Die Gruppe beachtet die Kinder, die es richtig machen, und macht mit.

Das Familienhaus

Ihr Kind hat die Trainingsaufgabe, ein Familienhaus zu erstellen.
„Familie“ bedeutet in diesem Falle alle Kinder und Erwachsenen, die Ihrem Kind seit Langem sehr nahestehen und eine tragende Rolle in seinem Alltag spielen.
Das Haus steht symbolisch für **„zu Hause fühlen“** und kann auch Menschen gemeinsam beherbergen, die eigentlich gar nicht zusammen wohnen. Haustiere sind erlaubt.

> **!** Ihre Aufgabe ist es, bei der **Materialbeschaffung** zu helfen, z. B. Fotos zur Verfügung zu stellen. Die Auswahl soll aber Ihr Kind treffen, genauso wie die Gestaltung des Hauses und die Anordnung der Menschen.

Ziel ist es, dass die Kinder sich untereinander besser kennenlernen. Uns soll es einen ersten Eindruck vermitteln, wie **der soziale Hintergrund aus Sicht Ihres Kindes** aussieht.

Bitte denken Sie daran, für die nächste Stunde das **Wochenprotokoll** zu schreiben! Vielen Dank!

Wochenprotokoll vom

Das war diese Woche gut:

+

+

+

+

+

Das hat diese Woche nicht gut geklappt:

–

–

–

Da hat sich mein Kind wohlgefühlt:

☼

☼

☼

☼

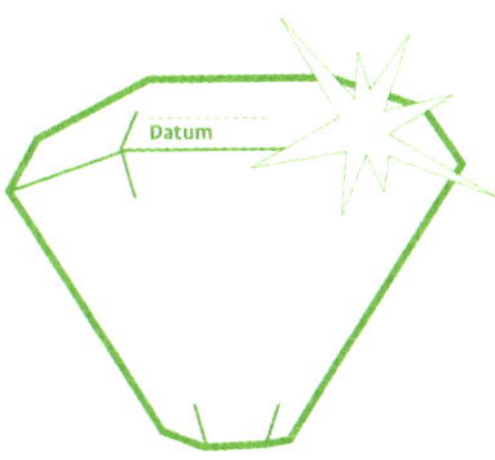

Denken Sie an den Edelstein!

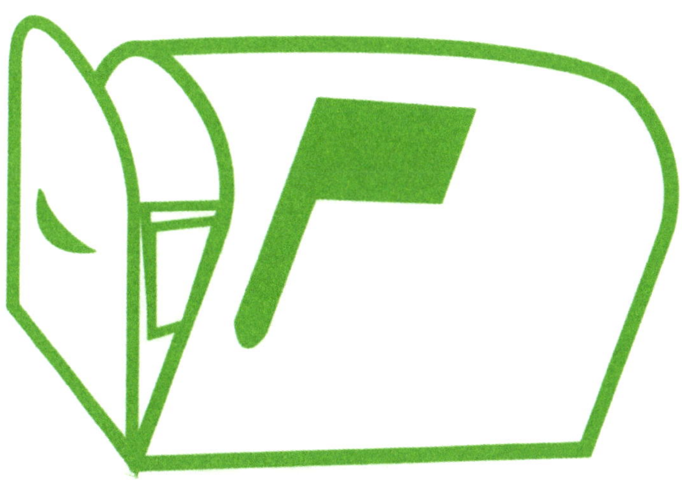

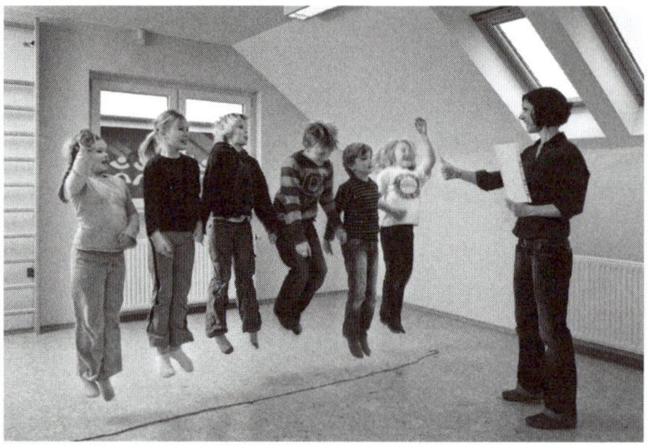

2. Stunde Teamtraining
Gut zuhören!

Gut gestartet!

Die Kinder haben sich zu Beginn der Stunde gut an das **Begrüßungsritual** erinnert. Heute kam noch das Vorlesen der **Wochenprotokolle** hinzu. Über das Positive haben sich die Kinder sehr gefreut! Danke für die schönen Rückmeldungen an Ihre Kinder! Aus dem Bereich „Das war nicht so gut" lesen wir gezielt etwas vor, wenn es zum Thema passt bzw. passende Lösungsstrategien schon bekannt sind. Da wir uns im Team noch nicht gut kennen und auch noch keine gemeinsam besprochenen Lösungsstrategien für soziale Probleme haben, werden wir zunächst den Bereich „Das war nicht so gut" bei der Besprechung sehr kurz halten. Wir notieren uns aber Wochenprotokollinhalte, um sie an passender Stelle aufzugreifen. So können wir immer den passenden **Bezug zum Alltag** Ihrer Kinder herstellen.

Erwünschtes Verhalten verstärken

- Oft wissen Kinder sehr genau, was sie nicht tun sollen. Ihnen ist dabei aber nicht automatisch klar, wie sie sich richtig verhalten können.
- In den Wochenprotokollen **benennen Sie das erwünschte Verhalten sehr konkret** durch die kleinen Erfolge oder schönen Momente im Alltag.
- Was Erfolg versprechend ist, wendet Ihr Kind häufiger an.

Gut zugehört!

Trainiert haben wir das „richtige Zuhören" mit einer Bewegungsgeschichte und beim Vorstellen der gestalteten Familienhäuser.
Wir werden in der nächsten Stunde dieses Thema mit einem Spiel vertiefen, zu dem wir die **Familienhäuser der Kinder noch einmal benötigen.** Wir haben deshalb die fertigen Häuser heute eingesammelt. Falls Sie mit Ihrem Kind das Haus noch nicht erstellt haben, holen Sie es bitte bis zur nächsten Stunde nach, damit Ihr Kind mitspielen kann! Danach bekommen Sie die Häuser natürlich zurück.

Beim Zuhören spielt der **Blickkontakt** eine wichtige Rolle und fällt gleichzeitig vielen Kindern oder auch Erwachsenen schwer. Bei der Trainingsaufgabe sollen die Kinder ausprobieren, wie sich Blickkontakt anfühlt und wie lange sie ihn halten können. Im Alltag kann ein erzwungener Blickkontakt Stress bereiten und Zuhören sogar verhindern. Wir werden in der nächsten Stunde die Ergebnisse der Trainingsaufgabe besprechen und Lösungen für Schwierigkeiten finden.

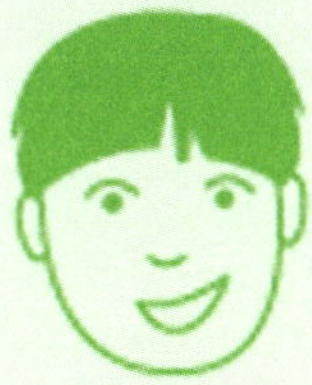

Blickkontakt

- lenkt die Aufmerksamkeit zur Person, die erzählt.
- signalisiert der erzählenden Person: „Ich höre dir interessiert zu!“
- zeigt Selbstvertrauen und führt zu einem Gespräch „auf Augenhöhe“.
- hilft das Gesagte besser abzuspeichern, was bei Aufforderungen oder Unterrichtsinhalten besonders wichtig ist.
- unterstützt das Erkennen von Gesichtsausdrücken beim Sprechen und lässt das Kind so mehr soziale Informationen wahrnehmen.

Du bist mir wichtig! – Interesse zeigen

Ihr Kind soll lernen, Kontakt aufzunehmen und aufmerksam zuzuhören.

! Ihre Aufgabe ist es, mit gutem Beispiel voranzugehen. Achten Sie diese Woche einmal besonders darauf, Ihrem Kind Interesse entgegenzubringen. **Hören Sie ihm aufmerksam zu,** wenn es Ihnen etwas erzählt, gehen Sie mit ihm auf **Augenhöhe,** fragen Sie nach. Unterstützen Sie Ihr Kind bei dem, was es interessiert, indem Sie z. B. gemeinsam darüber im Internet recherchieren oder in die Bücherei gehen.

Auch Kleinigkeiten im Alltag, wie z. B. einen bestimmten Joghurt einzukaufen, der Ihrem Kind bei der Freundin so gut geschmeckt hat, zeigen Ihrem Kind, wie wichtig Ihnen die Dinge sind, die es erzählt, fördern es in seiner **Neugier** und stärken sein **Selbstbewusstsein.**
Wenn Ihr Kind sich **ernst genommen** und wichtig fühlt, wird es auch eher bereit sein, Ihnen Dinge zu erzählen und mit Ihnen zu teilen, die es nicht als angenehm empfindet, sondern die es traurig oder wütend machen oder ängstigen.

Ich habe meinem Kind zugehört, als ...

Schön daran war, ...

Schwierig war, ...

Wochenprotokoll vom

Das war diese Woche gut:

+

+

+

+

+

Das hat diese Woche nicht gut geklappt:

–

–

–

Da hat sich mein Kind wohlgefühlt:

☼

☼

☼

☼

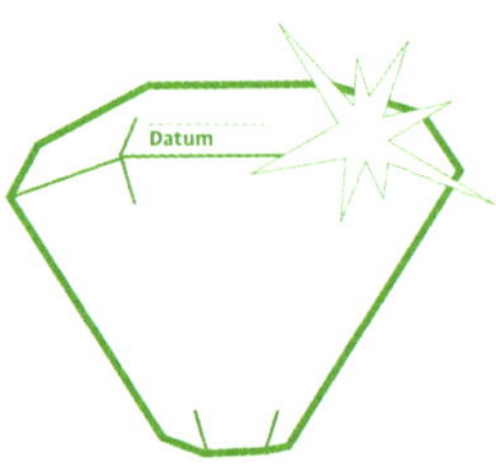

Denken Sie an den Edelstein!

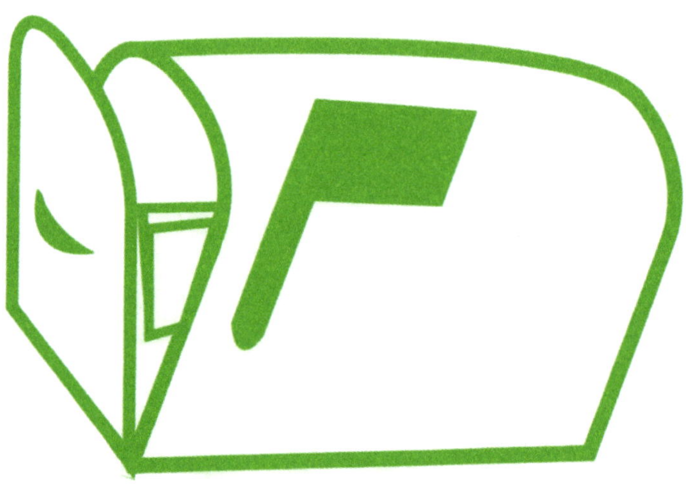

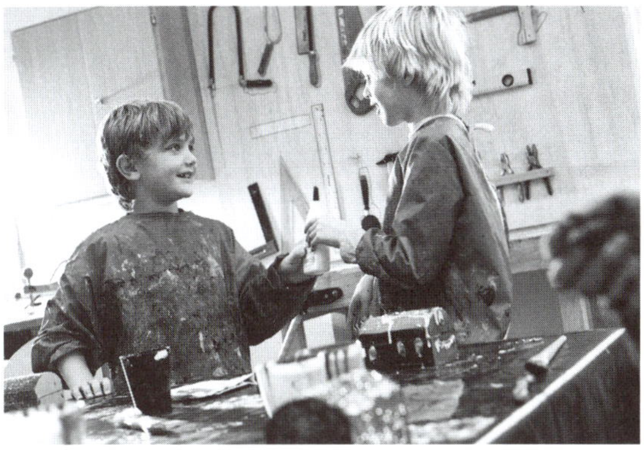

3. Stunde Teamtraining
Ich weiß, was ich kann und mag

Meine Stärken sind mein Schatz!

Zuerst hieß es wieder: **„Gut zuhören!"** Wir haben uns über die Ergebnisse der Trainingsaufgabe ausgetauscht. War es einfacher, die Übung mit einem Erwachsenen zu machen oder mit einem Kind? Manche waren erstaunt, wie gut sie Blickkontakt halten konnten. Für andere hat er sich vielleicht nicht gut angefühlt oder war nur kurz haltbar. Ihre Kinder hatten gute Ideen, wie man damit umgehen kann. Danach wurden die Familienhäuser so ausgeteilt, dass jedes Kind ein fremdes Haus hatte, das es den anderen vorstellen sollte. Alle durften raten, zu wem dieses Haus gehört. Das richtige Kind bekam sein Haus zurück und erhielt die Gelegenheit, noch etwas zu seinem Haus zu erzählen.
Die Kinder haben sich ausgetauscht, worauf sie bei ihrer **Familie stolz** sind, was sie gerne gemeinsam unternehmen und wofür sie gelobt werden.
Jedes Kind konnte sich mit viel Spaß und Kreativität seine eigene **Schatzkiste** gestalten. Sich **absprechen,** Farben **teilen, warten,** bis man etwas bekommt, sich gegenseitig **helfen** – all das wurde ganz nebenbei trainiert.
In dieser besonderen Schatzkiste werden wir von nun an alles sammeln, was gut klappt. Denn das ist der persönliche Schatz Ihres Kindes.

! Bitte schreiben Sie für Ihr Kind jede Woche einen **Edelstein** für seine Schatzkiste. Die Vorlage hierfür finden Sie auf den Seiten 57 und 59. Notieren Sie darauf **eine konkrete Sache,** die sehr schön war oder gut geklappt hat. Der Edelstein kann auch etwas beinhalten, was schon im Wochenprotokoll unter „positiv" steht. Schneiden Sie den Edelstein aus und geben Sie ihn Ihrem Kind in seine Schatzkiste.

Meine Familie ... gemeinsam sind wir stark!

Auch Sie als Eltern brauchen „soziale Rückendeckung" in Ihrem Alltag. Nehmen Sie sich die Zeit, um für jedes **Mitglied** Ihrer Familie aufzuschreiben, was Sie an ihm schätzen, was es gut kann, wie es die **Familie bereichert.** Die Beispiele am Rand sollen Ihnen helfen. Sie können diese gerne durch eigene Ideen ergänzen. „Familie" kann hier auch Freunde und Freundinnen umfassen, die Tagesmutter oder andere Menschen, die eine tragende Rolle im Alltag Ihrer Familie darstellen und denen Sie sich verbunden fühlen. Wer hat momentan welche positive Rolle? Wer unterstützt wen? Denken Sie dabei auch an sich selbst! Wer gibt Ihnen Kraft oder Entlastung?

Meine Familie

Unser Ruhepol

Unser Energiebündel

Findet fix

Mein Sorgentelefon

Hausaufgabenprofi

Die besten Ideen hat

Kocht lecker

Unsere Notrettung

Sportskanone

Organisationstalent

Alle Termine im Kopf hat

1-A-Babysitter

Tröstet toll

Ist kuschelig

Kraftpaket

Packt schnell an

Gute-Laune-Tankstelle

Bastelt und baut

Fragt und forscht

Wochenprotokoll vom

Das war diese Woche gut:

+

+

+

+

+

Das hat diese Woche nicht gut geklappt:

–

–

–

Da hat sich mein Kind wohlgefühlt:

☼

☼

☼

☼

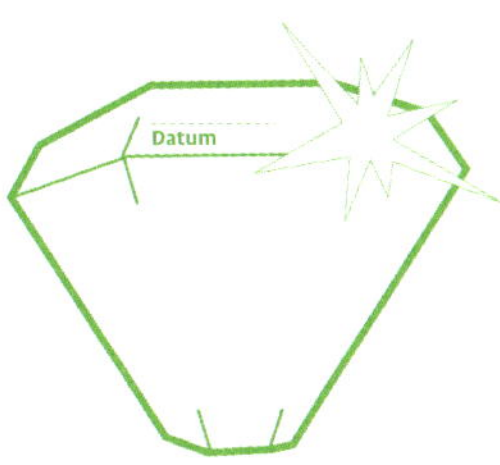

Denken Sie an den Edelstein!

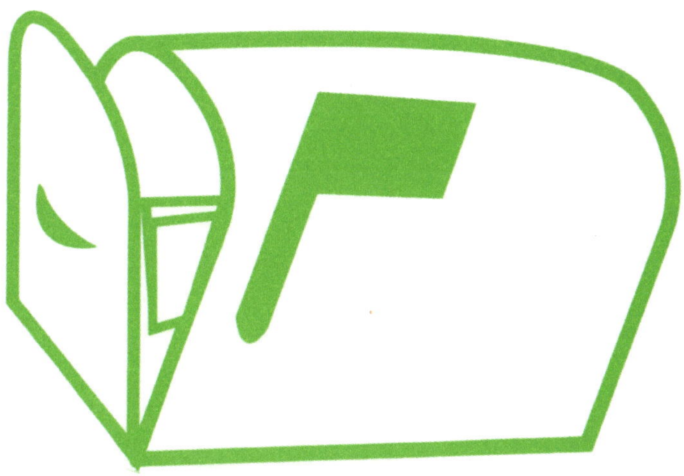

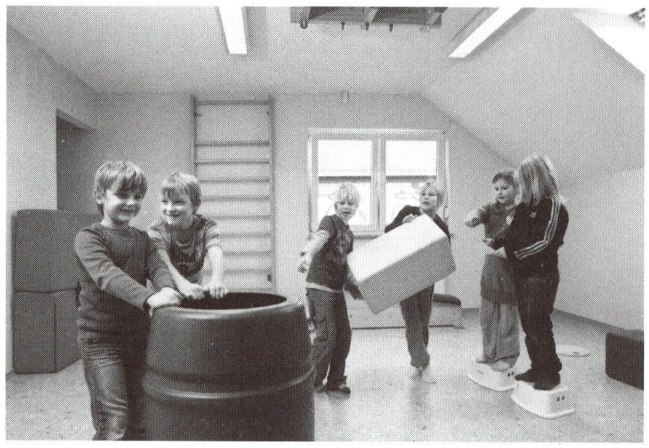

4. Stunde Teamtraining
Gesprächsregeln: Zuhören und sich mitteilen

Richtig miteinander reden!

Gut zuhören gelingt jetzt schon ganz gut. Aber wie sage ich etwas so, dass ich auch gehört und verstanden werde? Die Kinder haben ein Plakat mit vielen Tipps dazu erstellt und sie dann praktisch auf der **„Baustelle“** angewendet:
Jedes Kind war einmal Teil der Bauleitung, die mithilfe der **Gesprächsregeln** die anderen Kinder anleitet, und mehrmals Arbeitskraft, die aufmerksam zuhört und die Anweisungen genau umsetzt. Im „Betriebsrat“ haben die Bauarbeitenden der Bauleitung Rückmeldungen gegeben.
Bei unserem Baustellen-Spiel gab es viel Anlass für **Lob!** Ihre Kinder haben die Gesprächsregeln gut angewendet und dabei gemerkt, wo ihre Stärken sind und bei welcher Regel sie vielleicht noch etwas Übung brauchen.

Die Gesprächsregeln sind

- **Nachdenken:** Was möchte ich sagen?
- **Blickkontakt** zu der Person aufnehmen, der man etwas erzählen möchte.
- Die Person **direkt ansprechen** (z. B. „Lina, kannst du ...“).
- **Ruhig** stehen oder sitzen.
- **Freundlich** und höflich sein.
- **Deutlich** sprechen.
- **Laut** genug sprechen.
- Den anderen **ausreden** lassen.
- **Gut zuhören.**

Um die **Gesprächsregeln** besser zu verinnerlichen, soll Ihr Kind sie **1. aufmalen** und **2. anwenden.** So könnte das Bild aussehen:

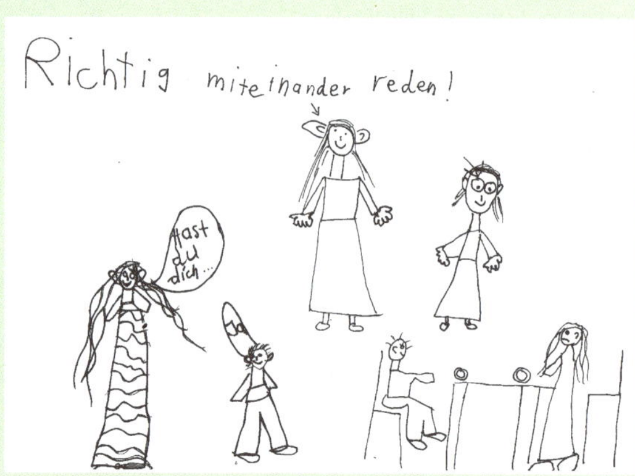

Die Kinder lernen, sich gegenseitig zu loben, Kritik so zu formulieren, dass sie ankommt, und Lob und Kritik anzunehmen. Denn wenn Ihre Kinder sich untereinander sagen, welches Verhalten sie gut finden, so gibt das Sicherheit. Durch das Rückmeldeschema tun sie das sowohl beim Loben als auch beim Äußern ihrer Wünsche.

Das Rückmeldeschema im Teamtraining

1. Sage immer, was dir gefallen hat! Schaue das Kind an, um das es geht, und sprich es persönlich an!
   „Lukas, du hast super erklärt! Ich hab' sofort kapiert, was ich machen muss!" oder:
   „Derya, du hast immer laut und deutlich geredet! Ich habe dich gut verstehen können!"
2. Irgendetwas war nicht so gut? Dann wünsche dir von dem Kind möglichst genau, was es das nächste Mal für dich anders machen könnte, oder gebe einen Tipp.
   „Sophie, ich wünsche mir, dass du etwas lauter redest. Dann verstehe ich dich besser!" oder: *„Sandi, ich gebe dir den Tipp, erst nachzudenken, was du mir erklären willst. Dann ist es für mich einfacher zu wissen, womit ich anfangen soll."*

Wünsche oder Tipps in Form einer Ich-Botschaft lassen uns Kritik besser annehmen.
Das gilt nicht nur für Kinder!
Wichtig! Rechtfertigen ist immer ein Abwehren von Kritik und endet in Diskussionen oder Streit. Deshalb werden Wünsche und Tipps zunächst kommentarlos stehen gelassen. So kann man in Ruhe nachdenken, was man davon annehmen möchte und was eventuell auch nicht.

!

Auch bei der zweiten Aufgabe benötigt das Kind Ihre Hilfe:
Ihr Kind erklärt Ihnen ein Bild, das es von uns „geheim" bekommen hat – und **Sie malen!** Halten Sie sich dabei an die Beschreibung Ihres Kindes. Bitte schauen Sie sich die Vorlage nicht an! Erinnern Sie Ihr Kind, wenn nötig, freundlich an die Gesprächsregeln. Nimmt es Ihr Kind sehr genau und zeigt es viel Liebe zum Detail, reicht es, wenn es sich einen Teil des Bildes aussucht und diesen beschreibt.
Das Ziel ist, dass sie gemeinsam die Gesprächsregeln trainieren und dabei Freude haben!

Sie denken: Ich verstehe mein Kind sehr gut – aber **muss ich immer alles dreimal sagen!?**

Bewährt haben sich die 4 Ks in der Kommunikation[1]:

- Stellen Sie **Kontakt** zu Ihrem Kind her, gehen Sie auf Augenhöhe herab, berühren Sie es am Arm oder an den Schultern.
- Sagen Sie in **kurzen** und **klaren** Worten, was Sie wollen! („Komm mit, es gibt jetzt Abendbrot.")
- Achten Sie **konsequent** auf die Umsetzung. (Sie achten darauf, dass Ihr Kind aufhört zu spielen, aufsteht und mitkommt.)

1 Menke, Winter: Ergotherapeutisches Elterntraining (ETET) – Aufforderungen, die ankommen. In: Winter, Arasin (2009): Ergotherapie bei ADHS, Stuttgart: Georg Thieme Verlag

Wochenprotokoll vom

Das war diese Woche gut:

+

+

+

+

+

Das hat diese Woche nicht gut geklappt:

–

–

–

Da hat sich mein Kind wohlgefühlt:

☼

☼

☼

☼

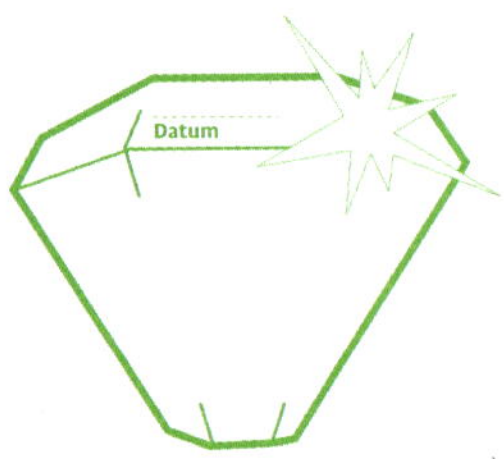

Denken Sie an den Edelstein!

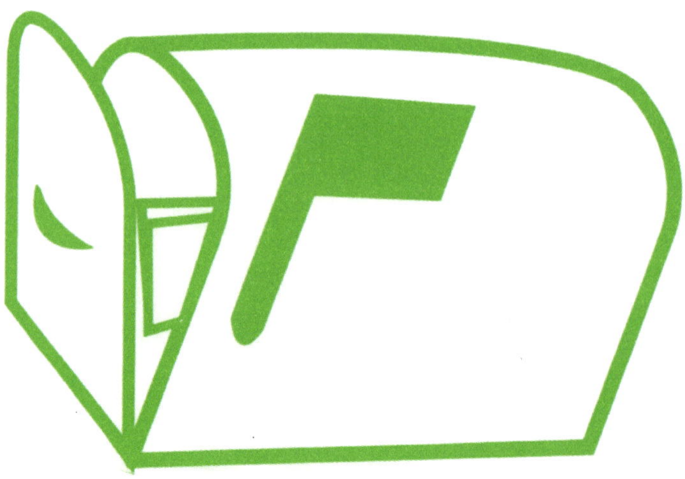

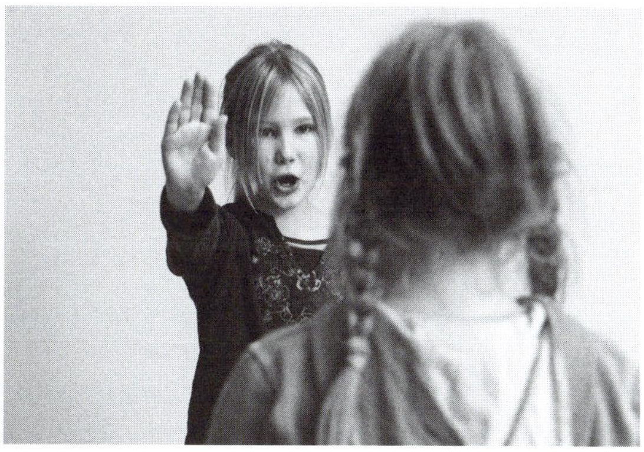

5. Stunde Teamtraining
Grenzen setzen: Stopp! sagen

Stopp!

Diese Stunde haben wir trainiert, Grenzen zu setzen und laut und deutlich „Stopp!“ zu sagen, wenn jemand nicht aufhört, uns zu ärgern oder zu nerven, oder etwas sehr unangenehm ist.

Stopp-Tanz extrem!

Wir haben uns spielerisch dem sensiblen Thema genähert und dabei versucht, einen möglichst realistischen Hintergrund zu stellen: Wir haben laute Musik angemacht (denn auf dem Pausenhof ist es auch nicht leise), den Kindern zugerufen, wie sie sich zu der Musik bewegen sollen (denn man wartet ja nicht ruhig auf ein „Stopp!“). Gegen all diese Geräusche an musste je ein Kind „Stopp!“ rufen und alle zum Erstarren bringen. Es wurde wie immer gewechselt, bis jeder es geschafft hatte, alle anderen zu stoppen.

Der Alltagstest

Im Anschluss haben die Kinder **selbst gewählte Rollenspiele** gespielt und dabei den Notfallhelfer „Stopp“ genutzt. Oft haben sich die Kinder dabei Situationen ausgesucht, die sie schon öfters erlebt haben, wie z. B. auf dem Pausenhof geärgert zu werden. Manchmal haben sie auch etwas verwendet, was Sie ins Wochenprotokoll geschrieben haben.

Tipps für ein effektives Stopp

Stopp! ist ein **Notfallhelfer.**

- Nur anwenden, wenn es wirklich **nötig** ist!
- Das **Handzeichen** zeigt die Grenze auf: bis hierhin und nicht weiter!
- Die Füße sind in **Schrittstellung,** das gibt Stabilität und ein sicheres Auftreten.
- **Ernst** und entschlossen gucken.

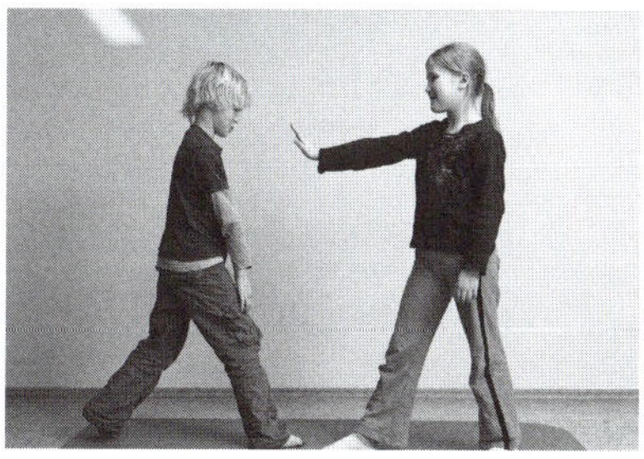

Anhand dieser Kriterien haben die Kinder jedes Rollenspiel reflektiert und dabei wieder unser **Rückmeldeschema** genutzt: „Ich fand gut, dass …“ „Ich gebe dir den Tipp/wünsche mir von dir, dass …“.

Laut und deutlich Stopp! sagen zu können, ist für zurückhaltende Kinder wichtig, um gehört und ernst genommen zu werden. Für impulsive Kinder, die eher zu Wutausbrüchen neigen, ist das „Stopp“ wichtig, um eigene Grenzen rechtzeitig zu erkennen und sie dem anderen deutlich mitzuteilen, bevor sie selbst ausrasten.

5. Stunde

Ihre Aufgabe ist es, ebenfalls **das „Stopp!" gezielt einzusetzen.**
Lassen Sie sich von Ihrem Kind das Handzeichen dazu zeigen und üben Sie zunächst gemeinsam.

Beispiele für die Nutzung in Eltern-Kind-Situationen:
„Stopp! Leg das vorsichtig wieder hin!", „Stopp! Ende der Diskussion!", „Stopp! Schluss mit Toben!"

Ihr Kind hat als Trainingsaufgabe, auf „Stopp!" zu hören und in Notsituationen gegenüber anderen Kindern auch **selbst „Stopp!" zu sagen.** Überlegen Sie gemeinsam, am besten am Tag vor unserem nächsten Teamtraining, wie das „Stopp!"-Sagen geklappt hat, und schreiben Sie es kurz auf. Viel Erfolg und Durchsetzungskraft!

Bitte denken Sie weiterhin daran, das **Wochenprotokoll und den Edelstein** zu schreiben! Besonders die Inhalte der Wochenprotokolle sind unentbehrlich für die weitere Gestaltung des Trainings. Heute haben die Protokolle geholfen, unsere Rollenspiele so zu gestalten, dass die Kinder die Inhalte leichter in ihren Alltag übertragen können.

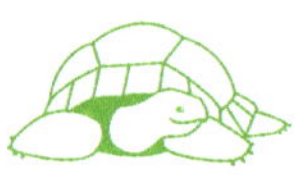

Tipp

In zwei Wochen werden wir das Thema Ruhig-mach-Tricks mit den Kindern erarbeiten. Wenn Sie denken, dass **Ruhe im Alltag,** einfacher mit **Ängsten** oder **Stress** umgehen können, nicht so schnell **aus der Haut fahren** oder **Einschlafprobleme** ein Thema für Sie und Ihr Kind sind, empfehlen wir Ihnen, eines der beiden folgenden Bücher anzuschaffen. Auf dem nächsten Elternabend werden wir beide genauer vorstellen.

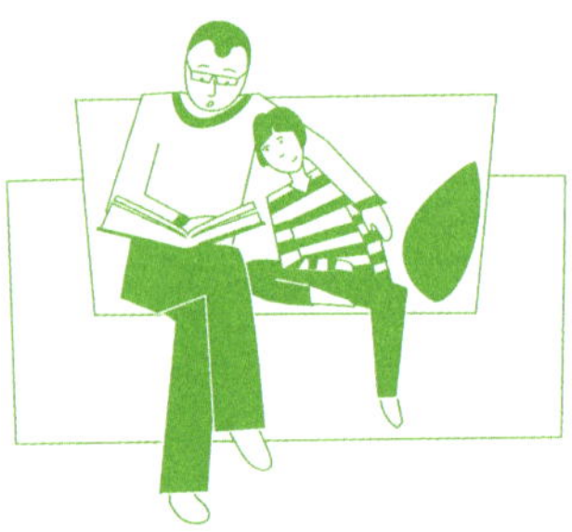

- **Die-Kapitän-Nemo-Geschichten,** Geschichten gegen Angst und Stress. Ulrike Petermann. Hogrefe
- **Geschichten von der Fly,** Entspannung für unruhige, unauffällige, übermütige und ängstliche Kinder. Dieter Krowatschek, Ute Theiling. Verlag modernes lernen

Im Anhang auf Seite 54 finden Sie genauere Informationen.

Wochenprotokoll vom

Das war diese Woche gut:

+

+

+

+

+

Das hat diese Woche nicht gut geklappt:

–

–

–

Da hat sich mein Kind wohlgefühlt:

☼

☼

☼

☼

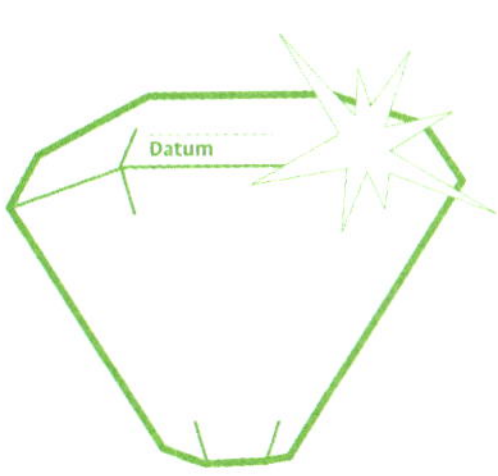

Denken Sie an den Edelstein!

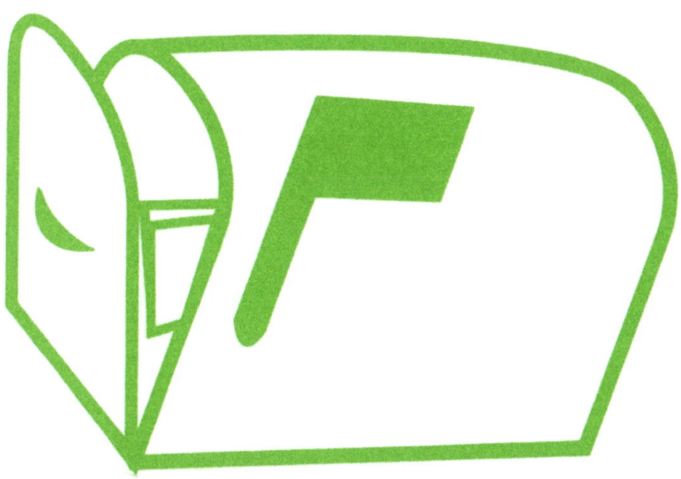

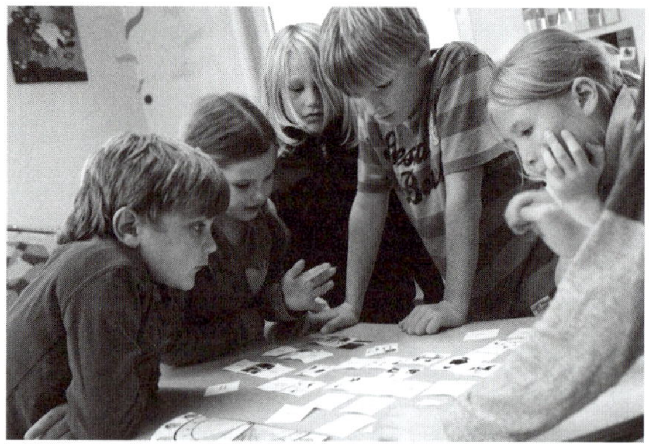

6. Stunde Teamtraining
Selbstregulation

„Ich weiß, wie mein Motor läuft!“

In dieser Stunde haben wir den Themenblock „Selbstregulation“ begonnen. Die Kinder haben den Drehzahlmesser kennengelernt, mit dem sie das eigene Erregungsniveau herausfinden und benennen können.

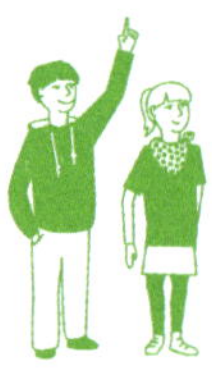

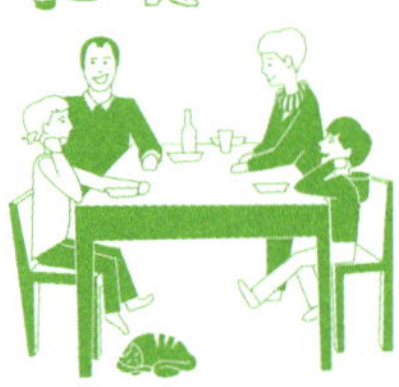

In den folgenden Stunden werden wir Strategien erarbeiten, die den Motor „auf Grün“ bringen. Denn diesen brauchen wir vorrangig in unserem Alltag: Nur im **grünen Bereich** können wir nachdenken, lernen, uns im Unterricht melden, spielen, Konflikte lösen und mit anderen gut klarkommen.

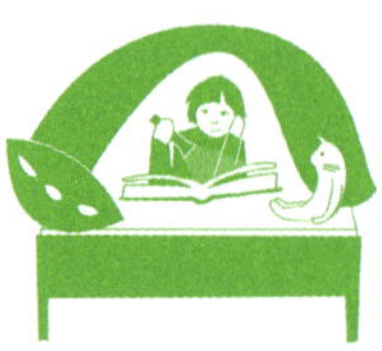

Im **blauen Bereich** sind wir müde, langsam und entspannt, so wie beim Einschlafen, Lesen oder Hörspiel-Hören. Die Körperspannung ist sehr niedrig. In der Schule erkennt man den blauen Bereich daran, dass die Kinder träumen, ihren Kopf abstützen und auf ihrem Stuhl hängen, statt zu sitzen.

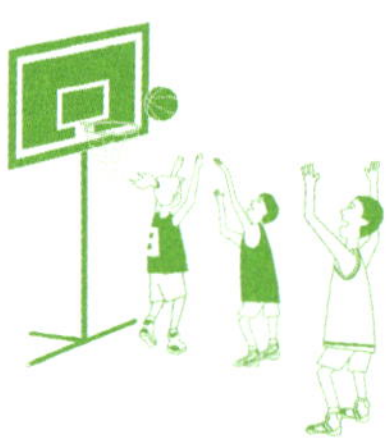

Im **orangefarbenen Bereich** spüren wir Energie und Unruhe. Wir sind angespannt, aufgeregt und reaktionsschnell. Der Motor dreht auf und bereitet uns darauf vor, Abenteuer zu erleben, Neues zu entdecken oder Herausforderungen zu meistern. Das kennen wir aus Prüfungssituationen oder sportlichen Wettkämpfen, aber vielleicht auch von Kindergeburtstagen. Auch Zappeligkeit und innere Unruhe am Ende einer Schulstunde wären der orangefarbene Bereich.

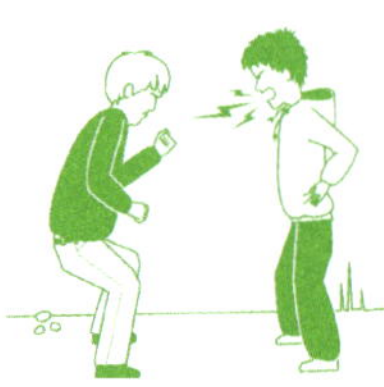

Der **rote Bereich** ist der Bereich der intensiven Gefühle: große Angst, Wut, Trauer oder euphorische Freude. Hier können wir nicht logisch denken und z. B. auch keine Konflikte lösen.

! Wenden Sie das Motorenvokabular auch zu Hause an!

Beispiele:

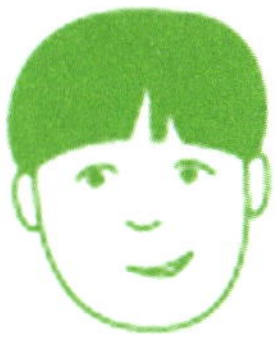

„Du hast ja ganz lange mit deinem Bruder Lego gebaut und ihr ward beide die ganze Zeit auf Grün. Ich bin stolz auf euch!“

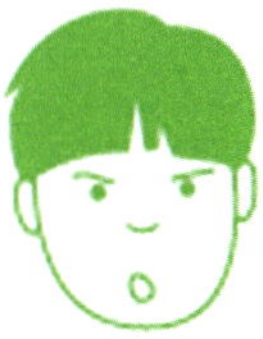

„Als wir uns vorher beim Matheüben so angeschrien haben, waren wir beide wohl im roten Bereich. Gut, dass wir uns jetzt wieder abgeregt haben. Machen wir einen Neustart!“

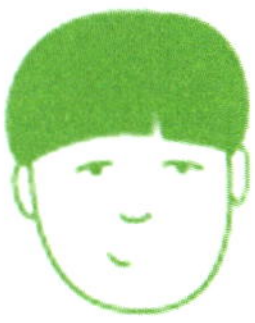

„Ich bin heute Morgen noch ganz müde, weil es gestern so spät geworden ist! Ich komme kaum aus dem blauen Bereich!“

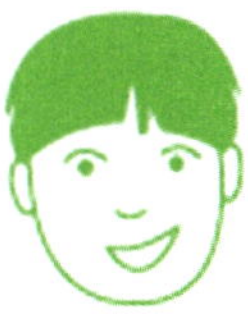

„Du kannst ja gar nicht einschlafen! Bist du aufgeregt vor dem Mathetest? Ich kraule dir ein bisschen den Rücken, dass du langsam vom orangefarbenen Bereich in den blauen kommst!“

! Unterstützen Sie Ihr Kind beim Ausfüllen des Detektivbogens, indem Sie die Situationen gemeinsam einschätzen.

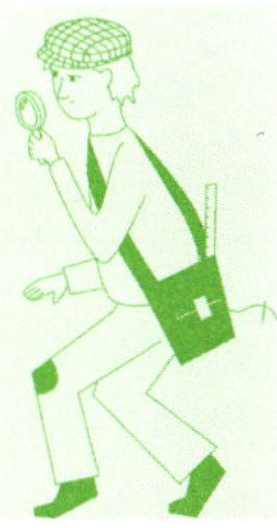

Wochenprotokoll vom

Das war diese Woche gut:

+

+

+

+

+

Das hat diese Woche nicht gut geklappt:

–

–

–

Da hat sich mein Kind wohlgefühlt:

☼

☼

☼

☼

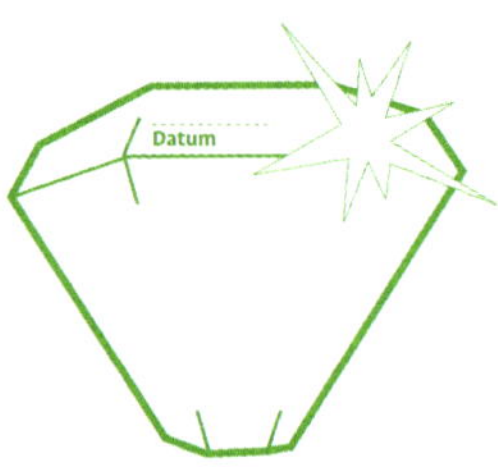

Denken Sie an den Edelstein!

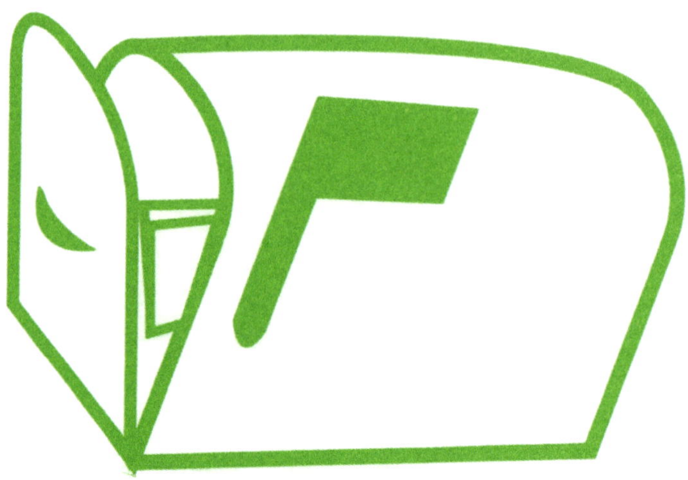

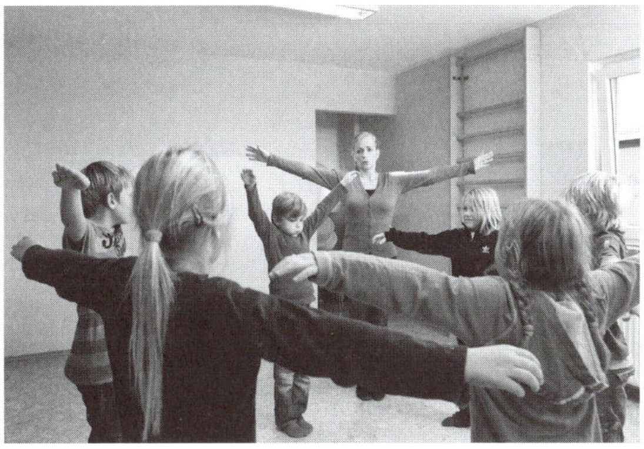

7a. Stunde Teamtraining
Ruhig-mach-Tricks

In der Ruhe liegt die Kraft!

In dieser Stunde haben wir besprochen, welche Situationen unseren Motor im roten Bereich drehen lassen. Oft sind es Konflikte, die uns **„rotsehen“** lassen. Im roten Bereich können wir keine Konflikte lösen, sondern sind unsachlich, schreien, weinen, knallen Türen, können nicht zuhören und uns nicht in den anderen hineinversetzen. Auch Prüfungsangst oder Schulstress lassen Kinder rotsehen.
Wie schafft man es aber, nicht gleich **rotzusehen** oder – wenn es passiert – wieder zurück in den grünen oder orangefarbenen Bereich zu kommen?
Die Kinder haben **Ruhig-mach-Tricks,** die sie schon kennen, gesammelt und auf einem Plakat festgehalten. Es ist ihnen aufgefallen, dass es oft ganz normale Tricks sind, wie sich umdrehen und erst mal weggehen, Sport machen und sich auspowern oder einfach tief durchatmen. Auch das „Stopp!“ einzusetzen ist ein Trick, der verhindert, dass andere einen ärgern, bis man rotsieht. In der Mappe der Kinder finden Sie eine Liste möglicher Tricks. Wir haben alle gemeinsam durchgesprochen und einige praktisch ausprobiert.

Meine Ruhig-mach-Tricks:

Wenn ich genervt, wütend oder gestresst bin, tut mir das gut:

Ruhig-mach-Tricks: So funktioniert's!

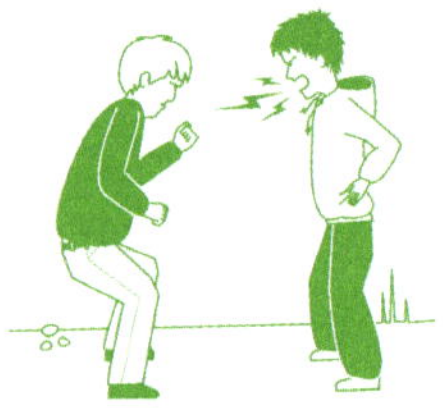

Notfallhelfer beruhigen in Konfliktsituationen!

- **Tiefes Ausatmen** wirkt wie ein Überdruckventil – es verhindert, dass wir „vor Wut platzen“. Es holt den Körper aus der Angriffsbereitschaft. Der Atem wird tief aus dem Bauch geholt und kann auch wutschnaubend ausgeatmet werden.
- **Zählen** schaltet als kognitive Aufgabe das Großhirn ein, das für rationales Denken zuständig ist. Das schickt Signale zur Amygdala – dem Teil des Gehirns, das für Stressmeldungen und Gefühle wie Wut, Trauer oder Angst zuständig ist. Daraufhin stellt diese langsam die Hormonsendung ein und „beruhigt sich“ und damit auch das Kind. Je schwieriger die Zählart, desto effektiver. Bewältigt Ihr Kind so Konfliktsituationen ruhiger, lernt die Amygdala hinzu und produziert jedes Mal weniger Stresssignale und weniger intensive Gefühle, da sie die Situation nicht mehr als Gefahr einordnet.

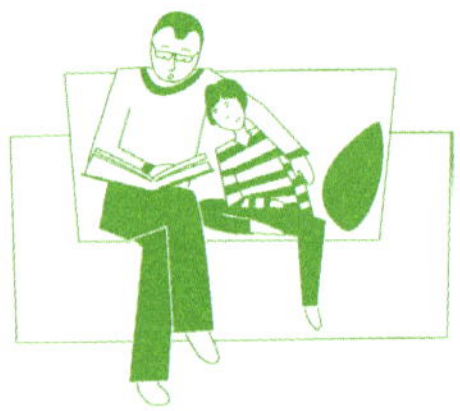

Entspannung und Stilleübungen helfen gegen Stress und Angespanntheit!

- Hörspiel-Hören, Lesen, das Licht dämpfen oder den Rücken kraulen – das spielt sich oft in den Abendstunden ab, wenn wir zur Ruhe kommen möchten. Aber auch am Tag kann es mal nötig sein, solche Phasen einzulegen. Luftballon, Fliegen oder auch Sterne pflücken sind dynamische Entspannungsübungen, deren Ablauf Sie in der Mappe der Kinder finden.

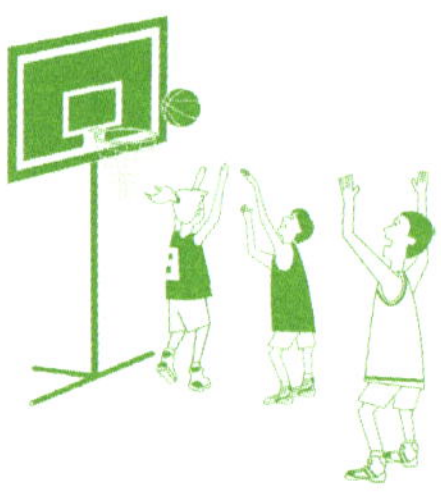

Bewegung macht glücklich und konzentriert

- Wenn Sie gerne Sport machen, kennen Sie den Effekt: Sport baut Stress ab und setzt Glückshormone frei. Gerade Ausdauersportarten sind dabei sehr effektiv. Sportarten mit hohem Koordinationsanteil helfen zur Ruhe zu kommen, sich auf sich selbst zu konzentrieren und unsere Gedanken zu sortieren. Das hilft z. B. auch in anstrengenden Lernphasen, die Inhalte besser aufnehmen zu können und weniger inneren Druck anzustauen.

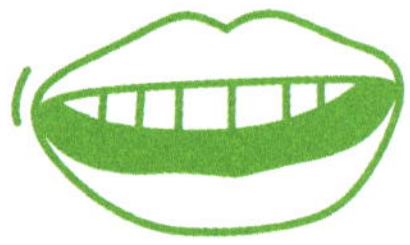

Mund – der Geheimtrick

- Kauen entspannt, wirkt gegen Stress, unterstützt die Konzentrations- und Merkfähigkeit. Was in wissenschaftlichen Studien belegt wurde, nutzen viele Kinder schon: Sie kauen auf Fingernägeln, Haaren oder Pullovern herum. Das ist natürlich nicht erwünscht. Ersatz können Kaugummi, Äpfel oder Möhren sein.
- Starke Wärme (Tee) oder Kälte (Eis) hemmen wiederum die Amygdala, beruhigen und unterstützen die Konzentrationsfähigkeit.

! Unterstützen Sie Ihr Kind darin, die Ruhig-mach-Tricks in den Alltag aufzunehmen.

Ihre Aufgabe ist es, sich von Ihrem Kind die „Ruhig-mach-Tricks" erklären zu lassen. Probieren Sie selbst einen Trick aus und gehen Sie mit gutem Beispiel voran! Erzählen Sie Ihrem Kind von Ihren Erfahrungen, z. B. wie es Ihnen geht, wenn Sie beim Sport waren, oder dass Sie bei der Arbeit am Computer gerne Kaugummi kauen.

In diesen Situationen könnte unserer Familie mehr Ruhe gut tun:

Hier könnte meinem Kind ein Ruhig-mach-Trick helfen:

Hier könnte mir selbst ein Ruhig-mach-Trick helfen:

Diese Tricks wollen wir ausprobieren:

Wochenprotokoll vom

Das war diese Woche gut:

+

+

+

+

+

Das hat diese Woche nicht gut geklappt:

–

–

–

Da hat sich mein Kind wohlgefühlt:

☼

☼

☼

☼

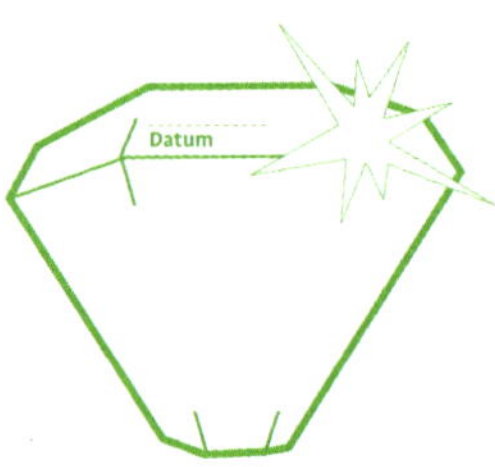

Denken Sie an den Edelstein!

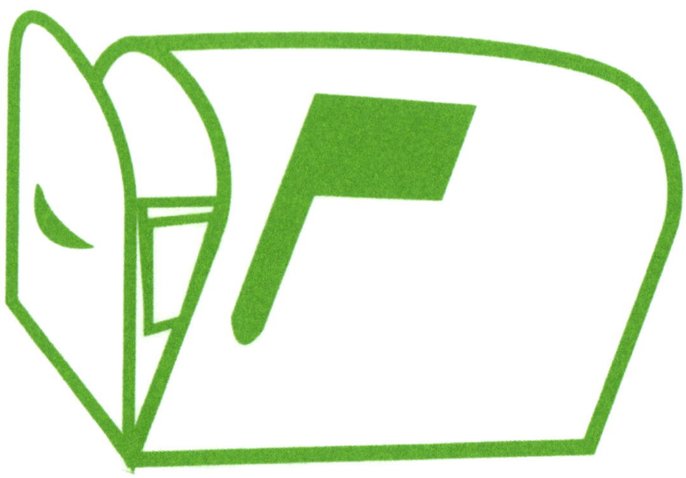

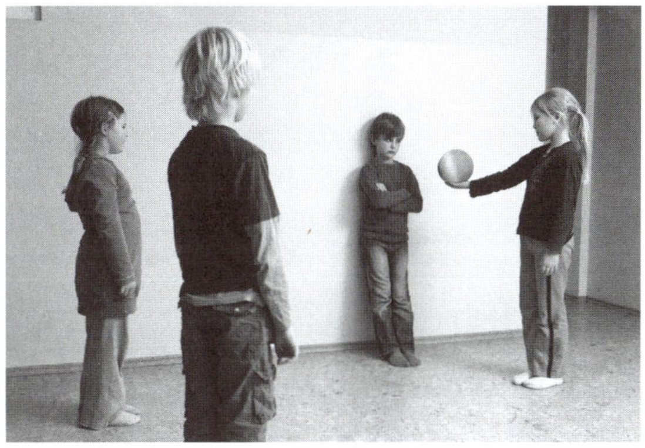

7b. Stunde Teamtraining

Cool bleiben!

Immer locker bleiben!

In **Rollenspielen** haben wir unterschiedliche Tricks erprobt – vor allem die **Notfallhelfer.** Wir konnten dabei wieder Beispiele aus den Wochenprotokollen nutzen. Schön, dass so viele Kinder schon im Alltag Tricks ausprobiert haben! Danke für Ihre Rückmeldungen!
Die Kinder haben sich nach den Rollenspielen schon ganz sicher **Rückmeldungen durch Ich-Botschaften** gegeben. Das Positive haben sie natürlich wie immer zuerst genannt! Das macht Mut, die Tricks auch im Alltag umzusetzen.

Beispiel:
„Luise, du hast es echt geschafft, laut zu sprechen! Ich gebe dir den Tipp, dass du abwartest, bis ich eine Sache geschafft habe, bevor du mir das Nächste sagst!“

Gerade für die Kinder, die schnell ausflippen, zu unruhig oder nervös sind, ist es besonders wichtig, an diesem Thema weiter dranzubleiben. Aber auch, wenn Ihr Kind zu denen gehört, die schnell ängstlich und gestresst sind oder Probleme haben einzuschlafen, braucht Ihr Kind die Ruhig-mach-Tricks. Die Tricks werden uns ab jetzt weiter durch das Training begleiten.

Diesen Ruhig-mach-Trick wollen wir (weiter) trainieren: ______________________

____

____

! Lesen Sie Ihrem Kind 1x pro Woche oder auch häufiger eine Entspannungsgeschichte vor.
Wir empfehlen die Kapitän-Nemo-Geschichten oder eine Geschichte aus „Die Fly“, die wir Ihnen und Ihrem Kind bereits vorgestellt haben.

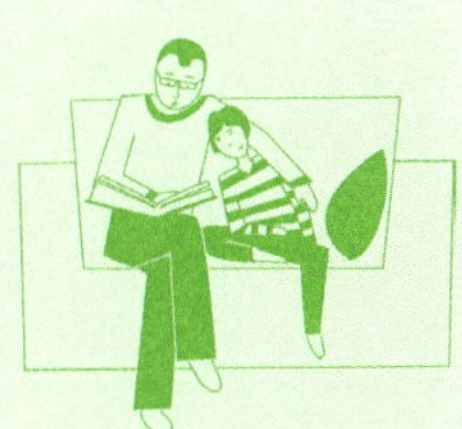

Wir haben auch dynamische Entspannungsübungen ausprobiert. Der Vorteil ist, dass man zwar innere Anspannung abbaut, aber die Körperspannung nicht zu weit absinkt. So rutscht man nicht so tief in den blauen Drehzahlbereich und kann sich danach besser wieder aktivieren. Für motorisch sehr unruhige Kinder oder Entspannungsskeptiker kann die dynamische Entspannung ein angenehmer Einstieg sein.

7. Einheit

Luftballon

Setze dich auf einen Stuhl, sodass du von ihm aufstehen und die Arme ausbreiten kannst.

Stell dir vor, du bist selbst ein Luftballon. Ohne Luft sind Luftballons ganz schlapp. Du setzt dich als schlapper Luftballon gemütlich auf deinen Stuhl. Dann atmest du mit „Ffff" ganz tief ein. Dabei wirst du wie ein Luftballon voller und größer. Du spannst dich bei jedem Atemzug. Deine Arme breiten sich aus und du bist so prall gefüllt mit Luft, dass du sogar aufstehen musst, so groß bist du.

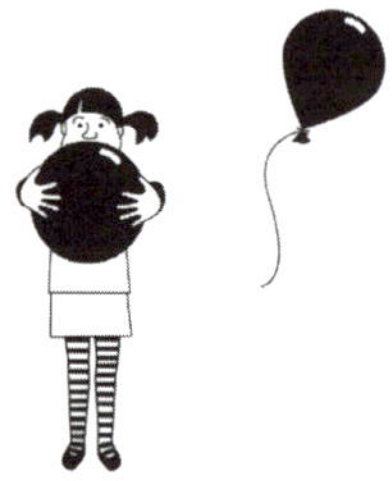

Dann atmest du mit „Schschsch" wieder aus. Du setzt dich hin und wirst ganz entspannt. Alle Spannung entweicht mit deinem Atem. Ruhe dich einen Moment aus und genieße die Entspannung.

Du pustest noch einmal deinen Luftballon auf. Vielleicht geht es diesmal sogar noch ein bisschen mehr. Werde wieder ganz groß.

Dann atmest du wieder mit „Schschsch" aus und entspannst dich. Setze dich wieder hin. Du fühlst dich ganz schwer. Deine Arme und Beine sind ganz schwer. Ruhe dich auf deinem Stuhl noch einen Moment aus und genieße die Entspannung.

Tief ein- und ausatmen hilft dir, Spannung loszuwerden und rauszupusten. Das hast du bei den Notfallhelfern schon ausprobiert. Du hast das als Luftballon ganz toll geschafft!

7. Einheit

Sterne pflücken

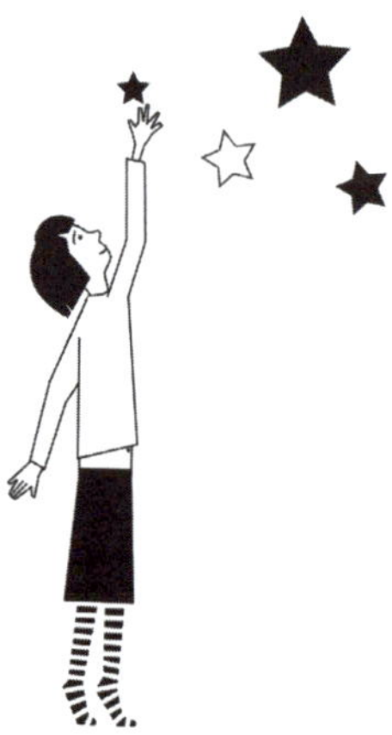

Es ist eine schöne, warme Sommernacht. Du gehst spazieren und alles ist ganz ruhig. Mit jedem Schritt wirst auch du ruhiger und langsamer, bis du stehen bleibst.

Du blickst hoch zum Himmel und siehst Tausende Sterne. Sie erscheinen dir ganz nah und du streckst dich, um sie anzufassen. Ganz lang machst du dich und atmest dabei tief die warme Nachtluft ein. Tatsache – du kannst einen Stern pflücken!

Du atmest aus und steckst den Stern in deine Hosentasche.

Dann greifst du mit deiner anderen Hand nach dem nächsten Stern, machst dich ganz groß und atmest ein. Beim Ausatmen steckst du den zweiten Stern in deine andere Hosentasche.

Die Sterne sind angenehm warm an deinem Körper.

Du pflückst noch ein paar Sterne, bis deine Taschen voll sind. Deine Beine fühlen sich schwer an wegen der vielen Sterne in den Taschen und du gehst langsam und gemütlich nach Hause zurück.

7. Einheit

Fliegen

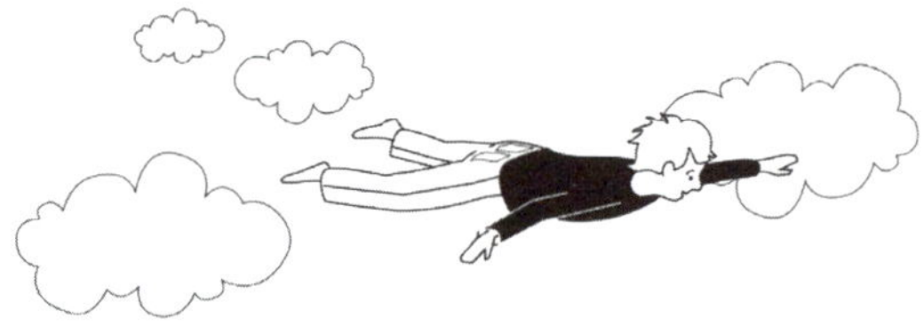

Stelle dir vor, du bist ein Vogel. Du kannst fliegen und schwebst durch die Luft.

Deine Arme spannst du weit auf, sie tragen dich und sind deine Flügel. Die Sonne wärmt dich, und du fühlst dich wohl. Du atmest tief ein.

Beim Ausatmen führst du deine Arme vor deinem Körper zusammen, machst dich ein bisschen rund und lässt den Kopf locker sinken. Du lässt den ganzen Atem aus deinem Körper und fühlst dich ganz leicht.

Du atmest wieder ein, hebst den Kopf und spannst deine Flügel auf.

Du atmest wieder tief aus und machst dich locker und rund. Du genießt die Wärme. Unter dir siehst du Wiesen und Wälder, vielleicht guckt sogar ein Reh zu dir herauf, oder du siehst das Haus, in dem du wohnst.

Atme ein.

Und aus.

Fliege ruhig durch den Himmel und lande nach zwei oder drei weiteren Flügelschlägen. Du setzt dich auf einen Ast, der dich federnd auffängt, und ruhst dich noch einen Moment aus. Die Sonne wärmt dein Gefieder, die Blätter des Baumes rauschen leise und dir geht es gut.

Diese Geschichten haben Ihre Kinder von uns erhalten. Schauen Sie in der Mappe Ihrer Kinder nach.

Die Übungen eignen sich gut, wenn Ihr Kind eine Lernpause machen muss, weil der Kopf zu voll ist, oder wenn es aufgeregt ist, weil gleich ein neuer Freund zu Besuch kommt oder einfach für die kleine Entspannung zwischendurch.

! Machen Sie am Anfang mit, das motiviert!

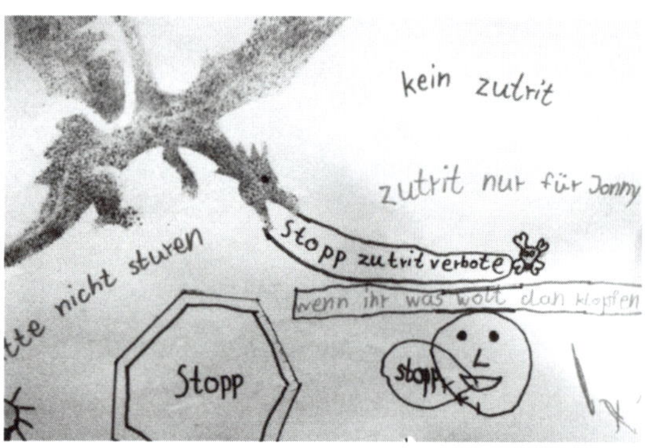
kein zutrit
zutrit nur für Jonny
Stopp zutrit verbote
wenn ihr was wollt dan klopfen
nicht stüren
Stopp
stopp

Während der Entspannung kann Ihr Kind sein **Bitte-nicht-stören-Schild** an die Tür hängen, das es bis zum nächsten Mal gestalten soll. Das Schild soll Ihrem Kind helfen, zu merken, wann es seine Ruhe braucht. Wenn sich Ihr Kind mit Geschwistern ein Zimmer teilt, können Sie bei den Absprachen bezüglich des Schildes helfen. Hat Ihr Kind schon ein solches Schild, muss es kein neues basteln. Dann bringt es das altbewährte Schild oder ein Foto davon mit zum Teamtraining.

Eine Entspannungsphase für mein Kind und mich kann ich mir am besten vorstellen:

Das möchte ich gerne ausprobieren:

Unsere Wohlfühlmomente in der Familie sind:

Tipps und Tricks für die Eltern-Kind-Entspannung

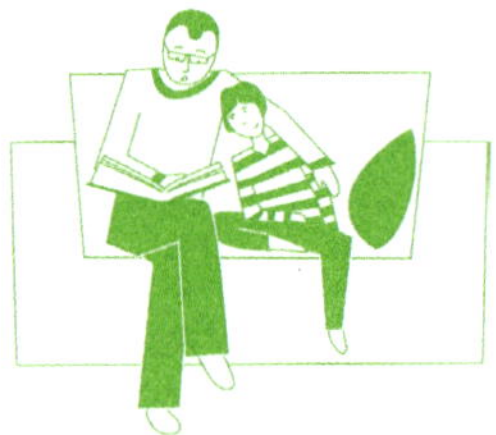

- Sie und Ihr Kind müssen es wollen, niemand kann zur Entspannung gezwungen werden
- Genügend ungestörte Zeit (Geschwister mitmachen lassen)
- Gemütlich machen, angenehmes Licht
- Vorher auf die Toilette gehen
- Keine Ablenkung durch Telefone, Handys ausstellen
- Lüften, wenn nötig, aber nicht kalt werden lassen

Erwarten Sie nicht zu viel von Ihrem Kind. Es macht nichts, wenn es dabei etwas unruhig ist. Aller Anfang ist schwer. Passen Sie evtl. das **Tempo** an, lesen Sie die erste Zeit etwas schneller. Bei Entspannungsübungen kann es zu **Kribbeln** oder **Wärmeempfindungen** kommen. Es sind Zeichen von Entspannung.
Ihr Kind reagiert genervt auf den Einstieg und den Ausklang der Entspannungsgeschichten, weil sie immer gleich sind? **Erklären Sie ihm anhand einer Fernsehsendung oder einer Hörspielserie,** die Ihr Kind gerne mag: Titelmelodie und Abspann sind immer gleich. Sie helfen in die Geschichte einzutauchen und danach in Ruhe wieder zurückzufinden. Man muss bei diesem Teil nicht genau hinhören bzw. hinsehen, damit das funktioniert – wenn der interessantere Teil beginnt, ist man angekommen.

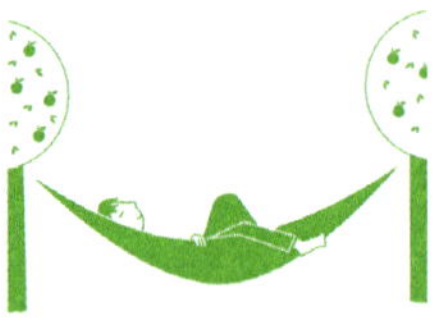

Positive Auswirkungen von Entspannung

- Verbesserung der Konzentration
- Reduktion motorischer Unruhe, verbessertes Körperbewusstsein
- Schaffen und Nutzen von Erholungspausen, dadurch auch Leistungssteigerung
- Unterstützung für Stressbewältigung
- Emotionale Ausgeglichenheit

Wochenprotokoll vom

Das war diese Woche gut:

+

+

+

+

+

Das hat diese Woche nicht gut geklappt:

–

–

–

Da hat sich mein Kind wohlgefühlt:

☼

☼

☼

☼

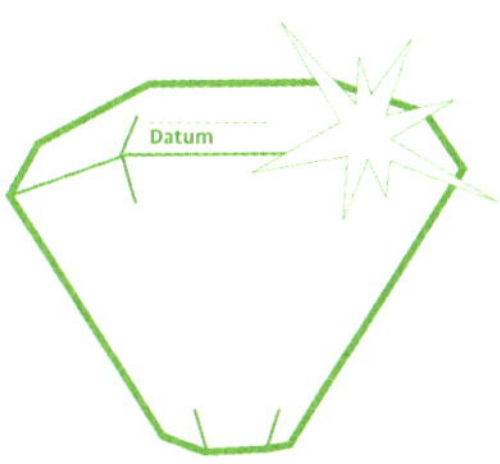

Denken Sie an den Edelstein!

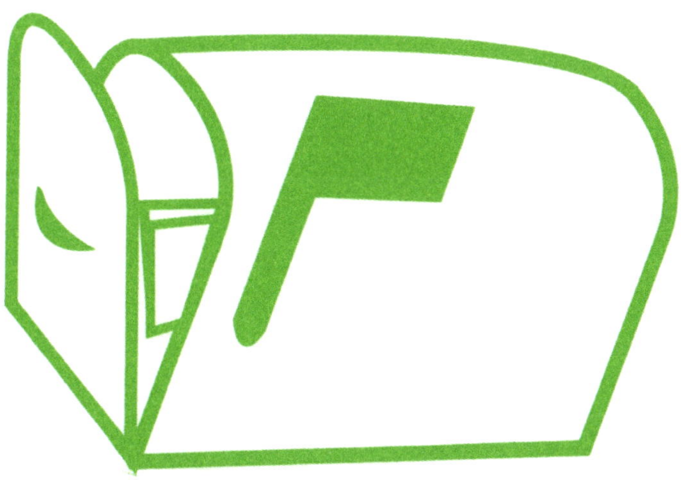

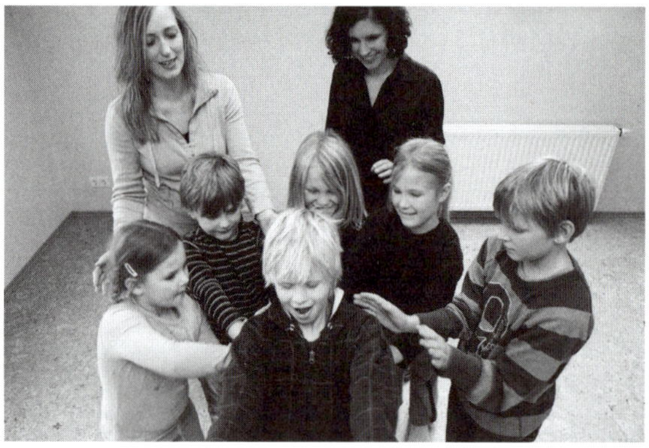

8. Stunde Teamtraining
Mut-mach-Tricks

Mut! „Du schaffst das!"

Jedes Kind braucht in anderen Situationen **Mut.** Manche Kinder trauen sich nicht, auf andere zuzugehen und haben **Angst,** ausgelacht zu werden. Bei anderen fehlt es an Mut bei Aufgaben, in denen sie **Selbstständigkeit** zeigen müssen oder die **Leistung** bewertet wird. Es braucht aber auch Mut, Schwäche zu zeigen und sich z. B. zu **entschuldigen.**

Wann braucht mein Kind Mut? Wobei wünsche ich mir, dass mein Kind mutiger wird?

Wann brauchte ich selbst einmal Mut? Wie habe ich es geschafft, mir Mut zu machen?

Wie ging es mir, nachdem ich es geschafft hatte?

Wenn Ihr Kind Angst hat, läuft sein Motor im orange-roten Bereich. Es ist angespannt, unruhig und kann sich nicht konzentrieren. Deshalb können „Ruhig-mach-Tricks" helfen!

! Sport? Tief durchatmen? Eine Entspannungsgeschichte? Finden Sie gemeinsam heraus, was Ihrem Kind hilft, etwas Anspannung loszuwerden.

Meine Ideen

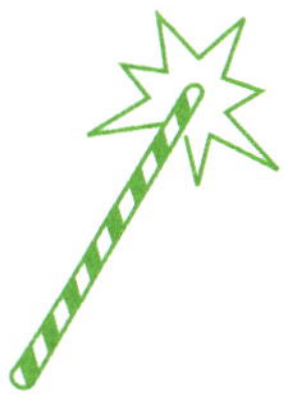

Zauberstein und Zauberspruch

Ihr Kind durfte sich heute einen „Zauberstein“ aussuchen. Er liegt in der Schatzkiste bei den Edelsteinen und tankt sich dort auf mit dem, wofür Sie Ihr Kind gelobt haben. Der Stein tankt aber auch Stärke, wenn Ihr Kind ihn in der Hand hält, wenn es sich wohlfühlt, z. B. beim Hören der Entspannungsgeschichte.
Diese Technik hat nichts mit dem Glauben zu tun, dass unterschiedliche Steine eine besondere Wirkung auf uns haben. Hierbei geht es nur darum, einem Gegenstand **ein positives Gefühl** zuzuschreiben. Dies ist vergleichbar mit einem Glücksbringer.
Wenn Ihr Kind Mut braucht, kann es den Stein mitnehmen. Der „Zauber“ ist, dass Ihr Kind den Stein mit **Ruhe, Kraft und Wohlgefühl** verknüpft und an das denkt, was es kann und weniger an das, was schiefgehen könnte.

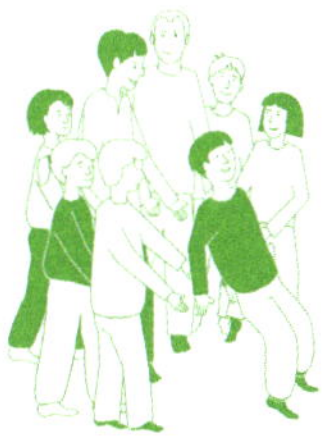

Den Zauberspruch kann Ihr Kind zu sich selbst sagen, z. B. wenn es auf die gerade ausgeteilte Klassenarbeit schaut oder auf dem Weg alleine zum Bäcker ist. Sie können ihn aber auch gemeinsam sagen, ähnlich wie Sportteams vor Spielbeginn ein gemeinsames Motto rufen.
Beim „Fallen-lassen“ hat Ihr Kind heute bereits viel Mut bewiesen!

Ihr Kind hat heute als Trainingsaufgabe, mutig zu sein und alleine einkaufen zu gehen. Für einige Kinder ist diese Aufgabe sehr einfach, für andere eine große Herausforderung.

Sie können Ihr Kind daran erinnern, aber bitte helfen Sie nicht! Ihr Kind schafft das! Wohnen Sie weit vom nächsten Supermarkt entfernt, dürfen Sie Ihr Kind mit dem Auto fahren. Bleiben Sie aber bitte im Auto sitzen und begleiten Sie Ihr Kind nicht in den Markt, um z. B. eigene Einkäufe zu erledigen.

In der nächsten Stunde backen wir gemeinsam mit den Zutaten der Kinder!

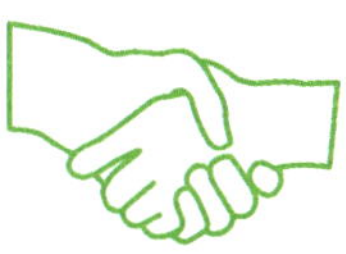

Teamgeist

Auch wenn es Ihrem Kind leichtfällt, soll es Verantwortung für das ganze Team übernehmen und seine Zutat (die markierte) zur nächsten Stunde mit Namen versehen mitbringen. Denn wir benötigen die Hilfe von jedem Einzelnen, um für das ganze Team etwas Leckeres herzustellen.

Ihr Kind hat **„keinen Bock“** einzukaufen, obwohl es ihm leichtfällt? Oder es hat so **große Angst,** dass es die Aufgabe nicht schafft? Verweigert sich Ihr Kind, dann **schicken Sie es ohne die Zutat zum Training – wir regeln das!**
In keinem Fall ist es hilfreich, Ihrem Kind die Aufgabe abzunehmen! Schreiben Sie Besonderheiten wie immer ins Wochenprotokoll oder in den Briefkasten, damit wir gut informiert sind und passend auf Ihr Kind eingehen können.

Tipps und Tricks, wie Sie Ihrem Kind helfen können, Mut zu finden

- **Bestärken** Sie Ihr Kind! Erinnern Sie es an ähnliche Situationen, die es gemeistert hat.
- Überlegen Sie gemeinsam, was passiert, wenn Ihr Kind es geschafft hat, welche **Vorteile** daraus entstehen. Setzen Sie **Anreize.**
- Benutzen Sie den **Zauberspruch** und geben Sie Ihrem Kind den **Stein** mit.
- Signalisieren Sie ihm **auch nonverbal,** dass Sie ihm die Situation zutrauen: Legen Sie ihm den Arm um die Schulter, statt es in den Arm zu nehmen. Sehen Sie ihm in die Augen. Seien Sie freundlich, aber bestimmt. Nutzen Sie sportliche Gesten wie „Gib mir 5!“
- Gibt es ein tolles Zitat aus dem aktuellen Lieblingsbuch oder -film Ihres Kindes, das passt? Eine ähnliche Szene, die von den Lieblingsfiguren gemeistert wurde? Einen Anfeuerungsruf seiner Lieblings-Sportmannschaft? Ein Lieblingslied, dass es laut hören und singen könnte, um sich Mut zu machen? **Aktivieren Sie alles Starke, Positive, mit dem sich Ihr Kind gerne identifiziert!**
- Üben Sie mit Ihrem Kind vorher zu Hause, was es sagen möchte.
- Geben Sie Ihrem Kind klare, gut machbare Aufgaben, die es selbstständig erledigen muss. Geben Sie ihm **regelmäßig Verantwortung.**
- Wertschätzen Sie auch kleine Erfolge!

Trauen Sie es Ihrem Kind zu, es zu schaffen!

Wann habe ich meinem Kind wie Mut gemacht?

Was ist mir dabei aufgefallen?

Was hat sich besonders bewährt?

Wochenprotokoll vom

Das war diese Woche gut:

+

+

+

+

+

Das hat diese Woche nicht gut geklappt:

–

–

–

Da hat sich mein Kind wohlgefühlt:

☼

☼

☼

☼

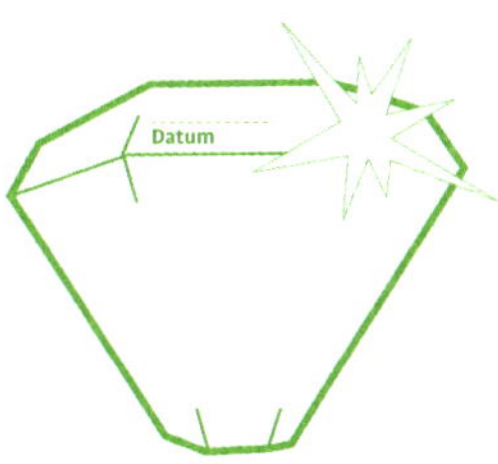

Denken Sie an den Edelstein!

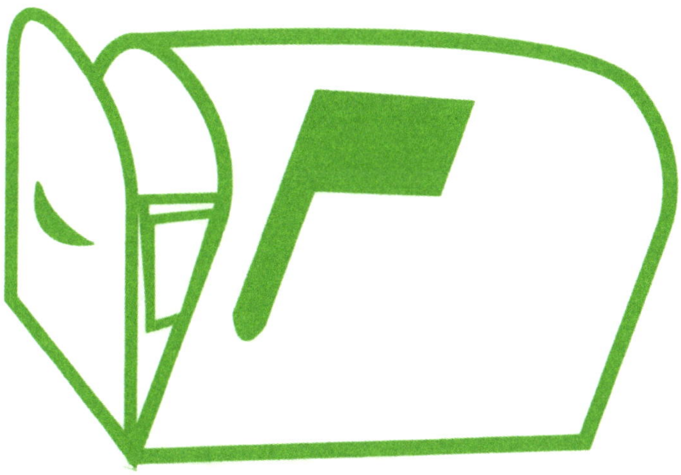

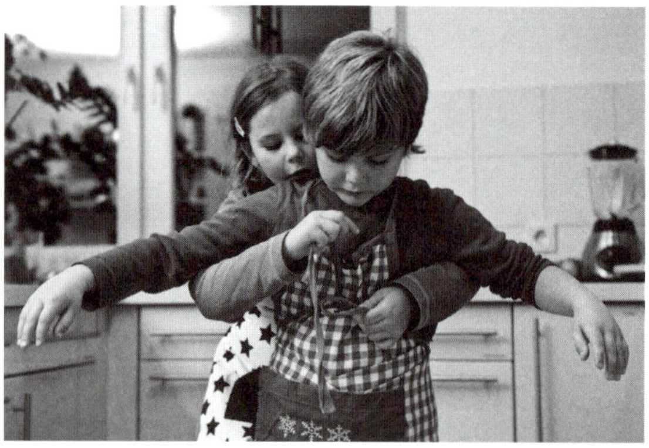

9. Stunde Teamtraining
Helfen

Teamarbeit: Ich helfe anderen und bekomme Hilfe!

Heute haben Ihre Kinder zusammen Brötchen gebacken. Schon bei der Trainingsaufgabe fing es an: Es ging darum, sich für die ganze **Gruppe verantwortlich** zu fühlen und **zuverlässig** zu sein, indem jeder eine Zutat eingekauft und mitgebracht hat.
Dann wurde in **Teams gebacken.** Es gab jede Zutat nur einmal und die Kinder mussten sich innerhalb ihres Teams und mit den anderen Teams **absprechen und teilen.** Auch beim **Aufräumen** und **Putzen** nach dem Backen mussten alle mit anpacken und helfen.

Teamarbeit tut jeder Familie gut:
- zusammen kochen
- gemeinsam den Tisch abräumen nach dem Essen
- den Großeinkauf am Wochenende meistern
- gemeinsam um Haustiere kümmern
- alle machen den Garten schön

... und hinterher sehen, was man als Team geschafft hat!

Unsere Familie arbeitet hier schon gut im Team:

Heute hat Ihr Kind die Aufgabe, Ihnen zu helfen: Es soll für die ganze Familie den Abendbrottisch decken und die frisch gebackenen Brötchen teilen.
Helfen Sie ihm nur, wenn es freundlich fragt und die Hilfe auch wirklich benötigt. Gehen Sie am besten in einen anderen Raum und lassen Sie Ihr Kind unbeobachtet. Sprechen Sie, wenn nötig, dafür vorher Regeln ab. Loben Sie Ihr Kind für die Hilfe und die Unterstützung.
Freundlich um Hilfe zu bitten, kann in vielen Situationen nützlich sein. Vielleicht musste Ihr Kind beim Einkaufen bereits jemanden ansprechen und fragen, wo die Zutat zu finden ist. In einer ähnlichen Situation soll Ihr Kind noch einmal üben. Überlegen Sie gemeinsam, wann und mit wem. Erinnern Sie, wenn nötig, an die Gesprächsregeln und die Mut-mach-Tricks.

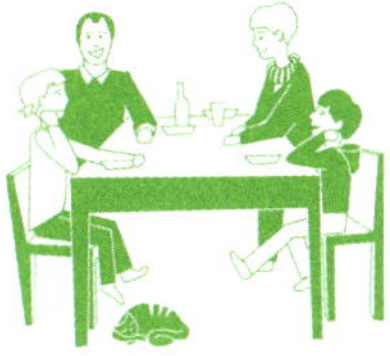

Gemeinsam sind wir stark!

Familienplan

> **!** Überlegen Sie – gerne auch gemeinsam mit der ganzen Familie –, welche Aufgaben verteilt werden könnten, und **machen Sie einen Plan.** Gemeinschaftsaufgaben sind z. B.: Tisch decken und abräumen, Müll wegbringen, Spülmaschine ausräumen, Wohnzimmer saugen …
> Geben Sie Ihrem Kind **eine feste Aufgabe.**

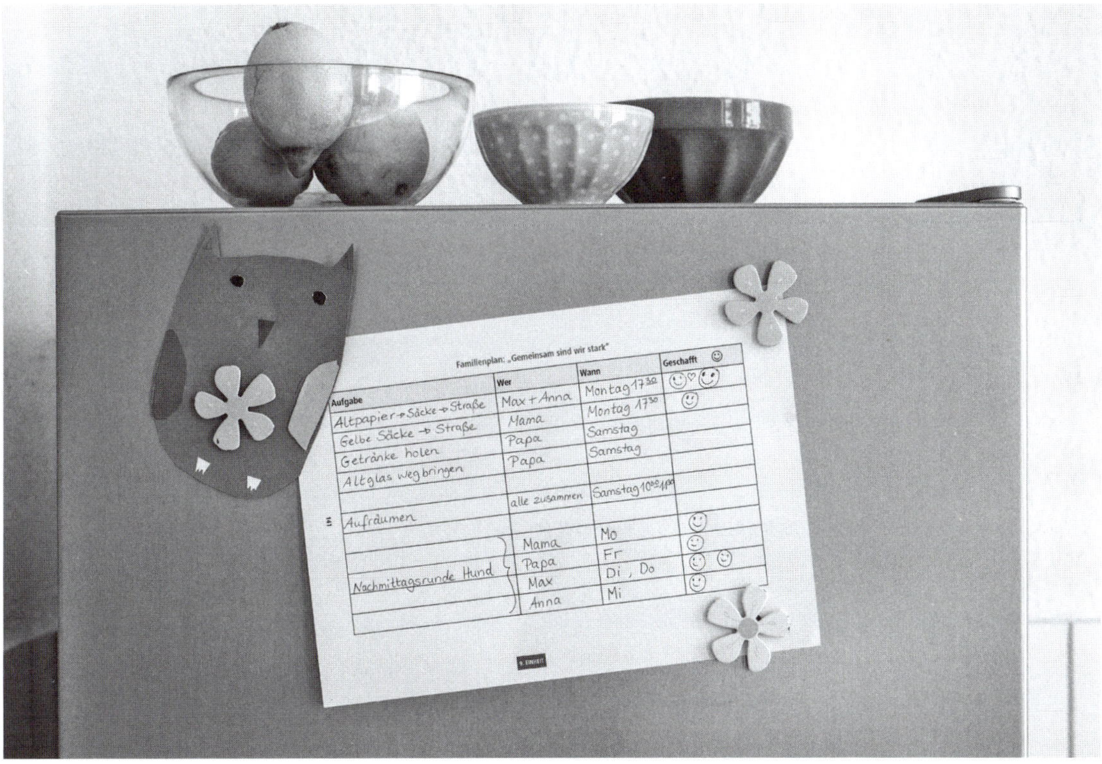

Aufgabe	Wer	Wann	Geschafft ☺

Wochenprotokoll vom

Das war diese Woche gut:

+

+

+

+

+

Das hat diese Woche nicht gut geklappt:

–

–

–

Da hat sich mein Kind wohlgefühlt:

☼

☼

☼

☼

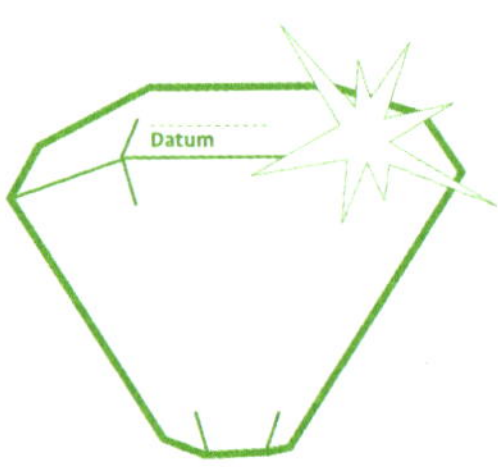

Denken Sie an den Edelstein!

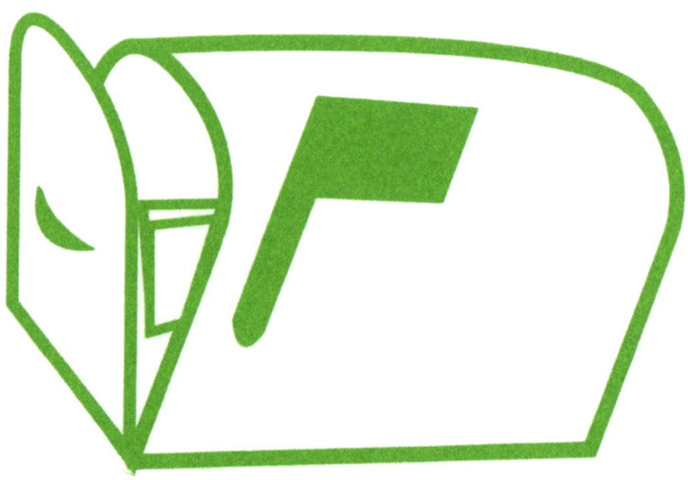

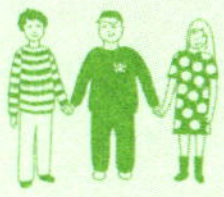

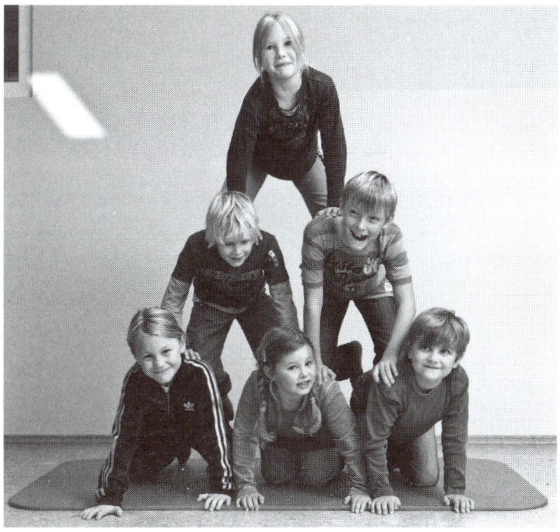

10. Stunde Teamtraining
Freundschaft und Vertrauen

Gemeinsam sind wir stark!

„Was wünsche ich mir von einem Freund oder einer Freundin?", „Was bedeutet echte Freundschaft für mich?" und „Was heißt eigentlich jemandem zu vertrauen?" Das waren die Startfragen in einem spannenden Gespräch mit Ihren Kindern.

Beispiel:

- Wir **treffen uns** regelmäßig und unternehmen etwas zusammen.
- Wir kennen uns gut, können uns **Sorgen anvertrauen** und **aufeinander verlassen.**
- Wir können **abwechseln und teilen** und lassen den anderen **mitspielen.**
- Auch **ohne Medien** wird uns nicht langweilig.
- Wenn ich eine gute Freundschaft haben möchte, muss **ich selbst auch das erfüllen,** was ich mir von meinem Freund oder meiner Freundin wünsche.
- **Geheimnisse,** die Angst oder traurig machen, muss man nicht für sich behalten, sondern vertraut sie einem Erwachsenen an.

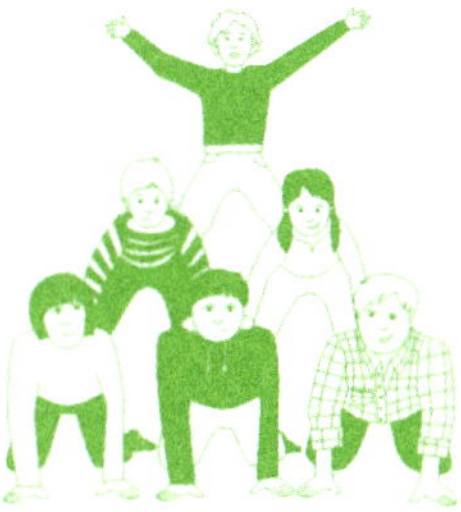

Sich vertrauen! – Das ist den Kindern spielerisch sehr gut gelungen! Mutig haben sie sich gegenseitig mit verbundenen Augen geführt und bewiesen, dass man sich auf sie verlassen kann. Gut, dass wir uns schon so gut kennen!
Auch bei der menschlichen Pyramide haben sie gezeigt, dass wir auf sie bauen können! Das war zirkusreif!

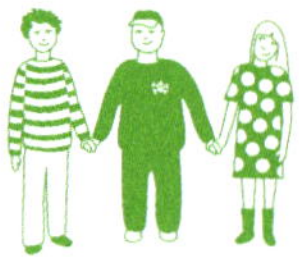

Freundschaft und Vertrauen

Wobei kann ich meinem Kind voll und ganz vertrauen?

Welche Freundinnen und Freunde hat mein Kind?

Wen davon hat es schon länger nicht mehr getroffen?

Wann habe ich selbst mich das letzte Mal mit meinen Freundinnen und Freunden getroffen?

Das nehme ich mir vor:

Ihr Kind übt nun zu Hause bzw. in der Schule:
1. einem anderen Kind etwas Nettes zu sagen.
2. sich mit jemandem aus der Klasse zu verabreden und die Verabredung auch bis zur nächsten Woche durchzuführen.

Ihre Aufgabe: Helfen Sie Ihrem Kind, es selbst zu schaffen!
- Überlegen Sie gemeinsam mit Ihrem Kind, **wem** es **was** Nettes sagen könnte.
- Unterstützen Sie Ihr Kind beim **Verabreden!** Klären Sie gemeinsam die W-Punkte! Die Mut-mach-Tricks können auch helfen! Bleiben Sie am Ball.

So können Sie Ihr Kind unterstützen, ohne ihm die Aufgabe abzunehmen:

Fragen Sie, mit wem es sich verabreden möchte.	**Wann habe ich Zeit?**	**Was machen wir zusammen?**	**Wie und wann frage ich den anderen?**	**Was bedeutet es, wenn das Kind nicht möchte? Vielleicht hat es einfach nur keine Zeit ...**	**Wow! Es hat geklappt! Wir sind stolz! Schreiben Sie dies ins Wochenprotokoll!**

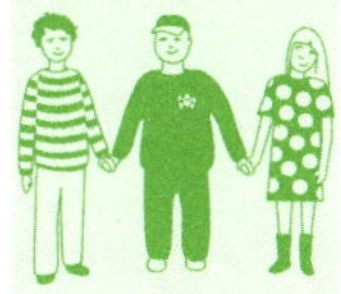

Hat Ihr Kind einen schlechten Stand in der Klasse oder hat es große Angst vor einem „Nein!"? Dann schlagen Sie etwas Besonderes für die Verabredung vor: Schwimmen gehen, Kekse backen, ein kleiner Ausflug, Popcorn selbst machen ... Überlegen Sie mit Ihrem Kind, was es toll finden würde.
Je schwieriger Verabredungen für Ihr Kind sind, desto geplanter sollten sie ablaufen. Ein temperamentvolles Kind braucht vielleicht eher eine Verabredung im Schwimmbad, während ein schüchternes lieber zu Hause den gewohnten Rahmen hat. **Ziel ist es, dass innerhalb einer Woche wirklich eine Verabredung zustande kommt!**
Denken Sie bitte daran: **Ihr Kind verabredet sich selbstständig!** Nehmen Sie es ihm auf gar keinen Fall ab.

Wochenprotokoll vom

Das war diese Woche gut:

+

+

+

+

+

Das hat diese Woche nicht gut geklappt:

–

–

–

Da hat sich mein Kind wohlgefühlt:

☼

☼

☼

☼

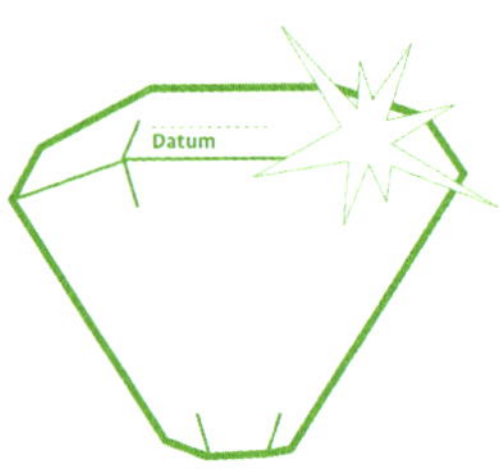

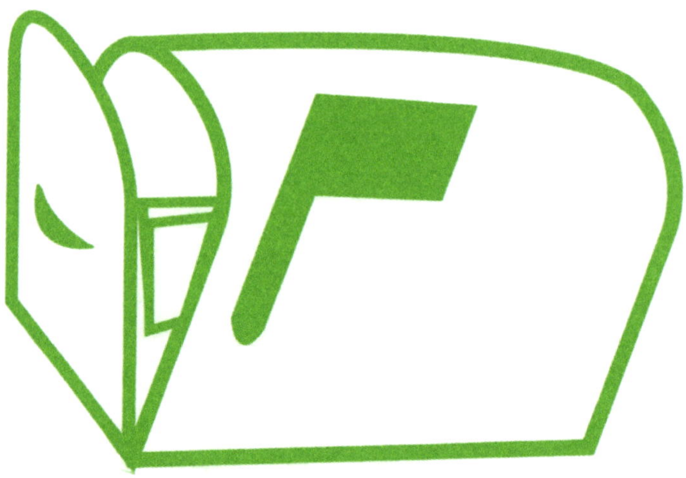

Denken Sie an den Edelstein!

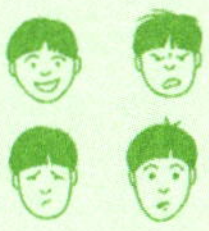

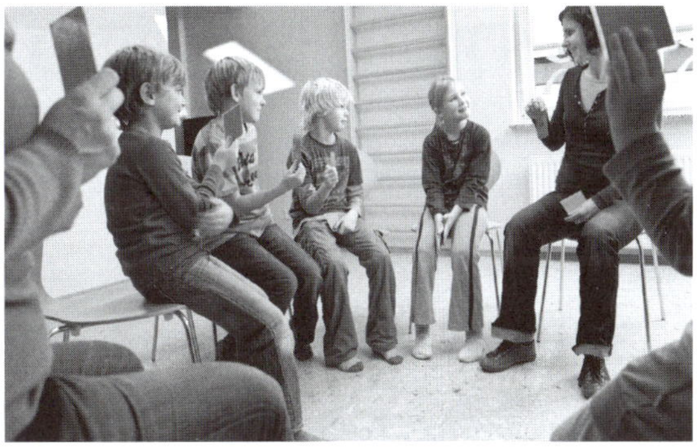

11. Stunde Teamtraining
Gefühle

Großes Theater, kleine Gesten

Die Kinder haben sich in Teams überlegt, welche **Gefühle** es gibt (z. B.: Wut, Freude, Trauer ...), und diese vorgespielt und erraten.
Gefühle in Worte zu fassen, ist oft gar nicht leicht. Oft sind es zu Hause die **„Bettkantengespräche"**, in denen Kinder erzählen, was sie bewegt.

Unsere Zeit für vertrauliche Gespräche:

Von den **großen Gefühlen** sind wir **zu den kleinen** übergegangen und haben Lügendetektor gespielt. Dabei ging es darum, zu lernen, dass es auch ganz kleine Zeichen gibt (wie rot werden, nach unten schauen, Stirn runzeln, stockend sprechen), an denen man erkennen kann, wie es jemandem geht. Dafür mussten sie auf andere achten und aufmerksam mit ihnen umgehen. **Mimik** gibt uns dabei viele wichtige Informationen.
„Das tat doch nicht weh!", „Mach einfach! Ist doch ein Klacks!", „Wieso heulst du jetzt plötzlich?"... gerade impulsive, mutige Kinder müssen lernen, dass jeder Mensch unterschiedlich auf Situationen reagiert, und sie müssen Grenzen wahrnehmen.

Nehmen Sie sich diese Woche etwas Zeit, zurückzublättern. Sie haben schon viel geschafft! Freuen Sie sich über Erfolge und überlegen Sie sich, woran Sie weiterarbeiten möchten. Setzen Sie Ihre persönlichen Schwerpunkte!

Das haben wir schon erreicht:

Das nervt, aber wir bleiben am Ball:

Wochenprotokoll vom

Das war diese Woche gut:

+

+

+

+

+

Das hat diese Woche nicht gut geklappt:

–

–

–

Da hat sich mein Kind wohlgefühlt:

☼

☼

☼

☼

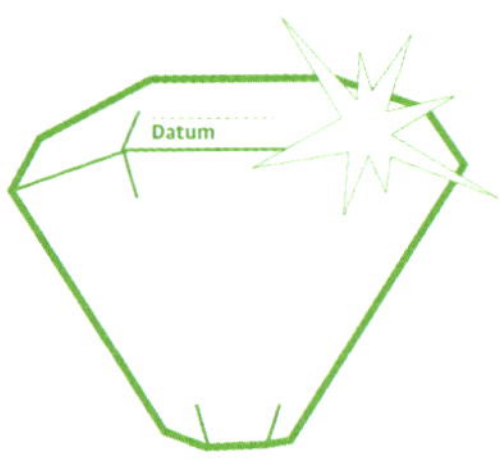

Denken Sie an den Edelstein!

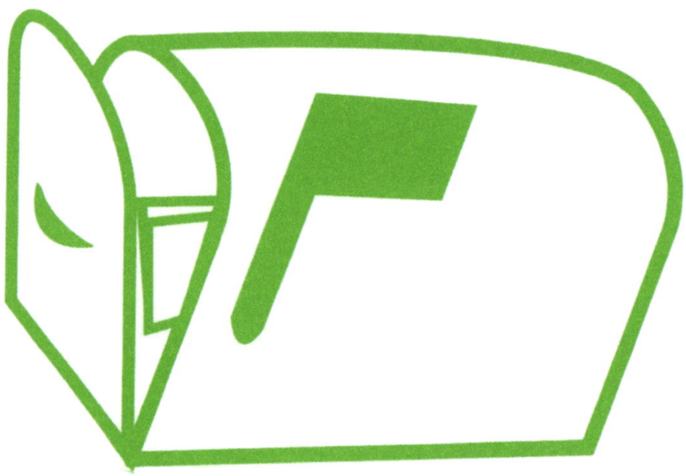

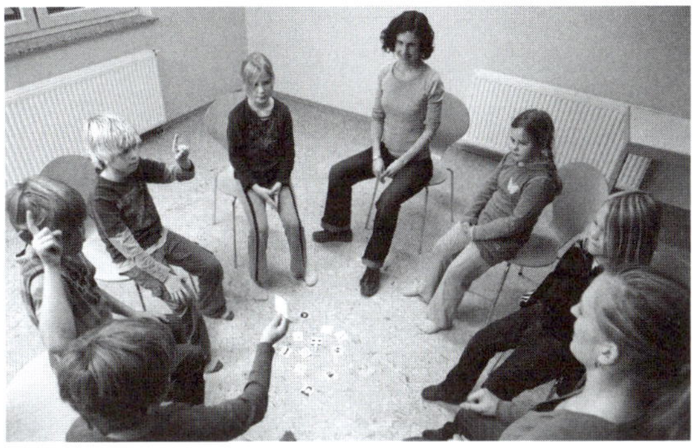

12. Stunde Teamtraining
Joker zur Konfliktbewältigung

Endspurt!

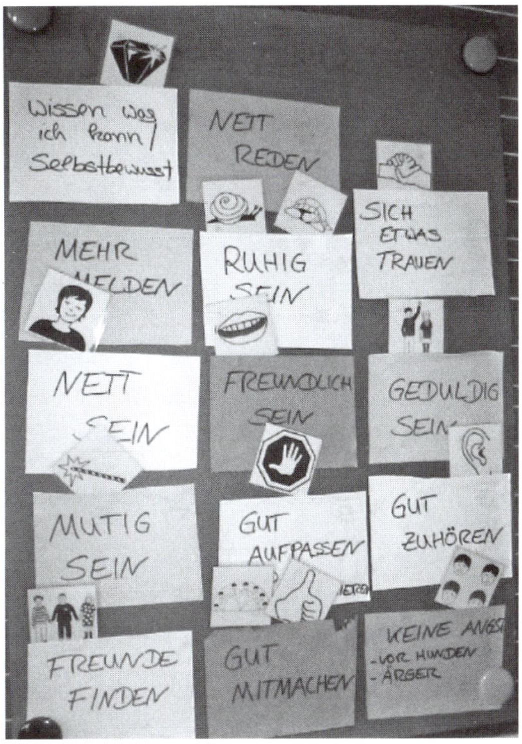
Wissen was ich kann / Selbstbewusst
NETT REDEN
SICH ETWAS TRAUEN
MEHR MELDEN
RUHIG SEIN
NETT SEIN
FREUNDLICH SEIN
GEDULDIG SEIN
MUTIG SEIN
GUT AUFPASSEN
GUT ZUHÖREN
FREUNDE FINDEN
GUT MITMACHEN
KEINE ANGST
-VOR HUNDEN
-ÄRGER

Vom Anfang des Trainings bis heute haben die Kinder viele **verschiedene soziale Strategien** gelernt. Die Strategien nennen wir **Joker.** Einen Joker kann man wie bei einem Kartenspiel ausspielen, wenn man nicht mehr weiter weiß oder nicht mehr kann. Er gibt nicht vor, was man tun muss, sondern lässt uns Wahlmöglichkeiten.

Wir haben uns mit Ihren Kindern die Ziele angeschaut, die sie in der ersten Stunde aufgestellt haben, und haben gemeinsam überlegt, zu welchem **Ziel** wir welchen **Joker** trainiert haben.

Dies könnte so wie auf dem Foto aussehen.

Zu jedem Ziel der Kinder haben wir einen oder sogar mehrere Joker trainiert!

Toll!

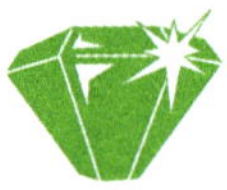

Ich weiß, was ich kann und mag!

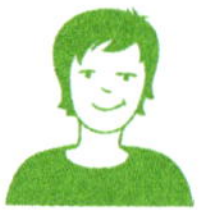

Ich bin freundlich und fair!

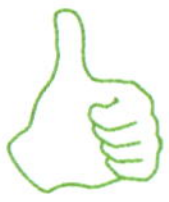

Ich mache gut mit!

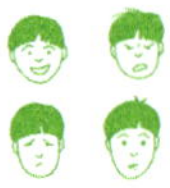

Ich erkenne Gefühle bei mir und bei anderen!

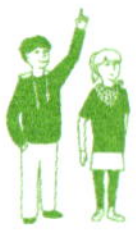

Ich warte, bis ich dran bin!

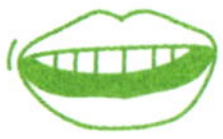

Ich beachte die Gesprächsregeln!

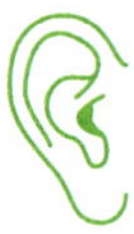

Ich höre gut zu!

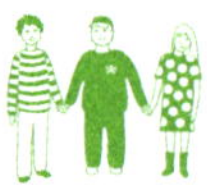

Ich vertraue meinen Freunden und Freundinnen! Sie können mir vertrauen!

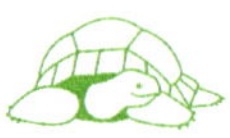

Ich bleibe ruhig!

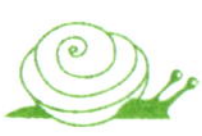

Ich bewege mich vorsichtig!

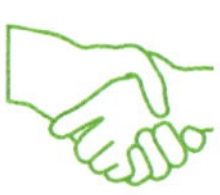

Ich kann mir Hilfe holen und helfe anderen!

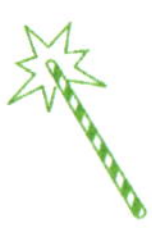

Ich bin mutig!

Ich kann Stopp! sagen und höre auf das Stopp! anderer!

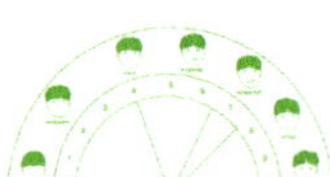

Ich weiß, wie mein Motor läuft, und kann die Drehzahl regeln!

Bitte schauen Sie sich mit Ihrem Kind seine und Ihre Ziele an, die Sie zu Beginn des Teamtrainings aufgestellt haben, und überlegen Sie gemeinsam, **welcher Joker zu welchem Ziel passt** und was Sie weiter üben wollen!
Die Jokerkarten finden Sie in der Mappe der Kinder.

Oft passen mehrere Joker zu einem Ziel.

Beispiel:

Ich möchte mich mehr melden in der Klasse.

Mögliche Joker:

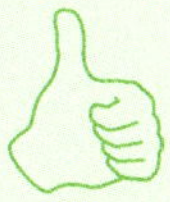
Ich mache gut mit!
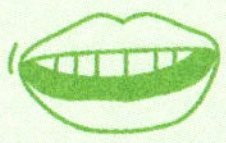
Ich beachte die Gesprächsregeln!

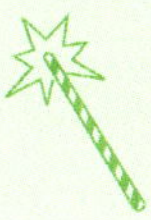
Ich bin mutig!
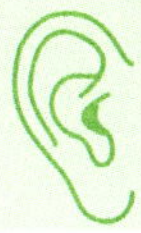
Ich höre gut zu!
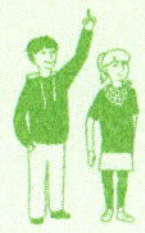
Ich warte, bis ich dran bin!

Die Joker haben die Kinder in Rollenspielen trainiert. Durch Ihre elterliche Unterstützung konnten wir Situationen aus den Wochenprotokollen nachspielen. Vielen Dank dafür!
Wir sind dabei wie bei den Zielen vorgegangen und haben die Kinder gefragt:

- Was möchtest du erreichen?
- Welche(n) Joker möchtest du dafür einsetzen?

Dann haben die Kinder ausprobiert, wie das am besten gelingen könnte. Wie immer haben die **Rückmeldungen der anderen Kinder** dabei eine wichtige Rolle gespielt. Für die Kinder erhöht sich so die Erwartung, dass es auch im Alltag – zu Hause, in der Schule, im Sportverein – klappen könnte, den Joker anzuwenden, und das neue Verhalten auch bei anderen Kindern gut ankommt.

Ab jetzt lernen die Kinder keine neuen Strategien mehr, sondern erproben weiter das, was wir bisher gelernt haben.

Wir empfehlen Ihnen, weiter im Alltag zu üben, denn nur so können sich die Strategien festigen und führen im „Ernstfall“ zu Erfolg!

Mein Kind verwendet meistens diese(n) Joker:

Mein Lieblingsjoker ist:

Wir wollen diese(n) Joker weiter trainieren:

Wochenprotokoll vom

Das war diese Woche gut:

+

+

+

+

+

Das hat diese Woche nicht gut geklappt:

–

–

–

Da hat sich mein Kind wohlgefühlt:

☼

☼

☼

☼

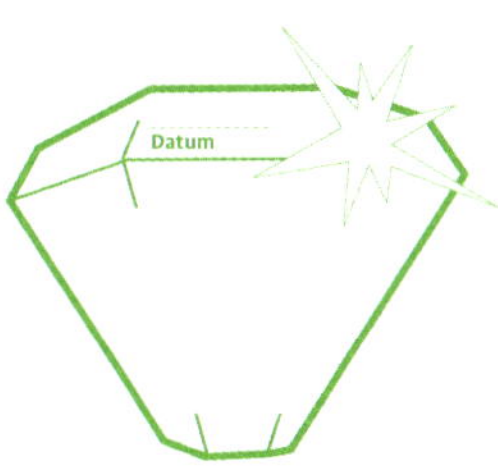

Denken Sie an den Edelstein!

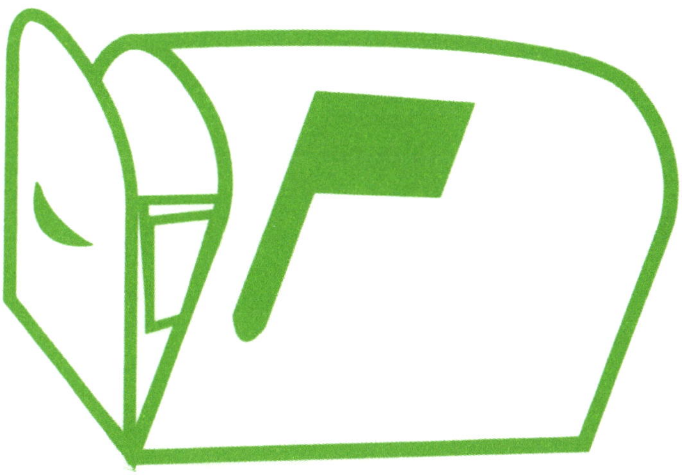

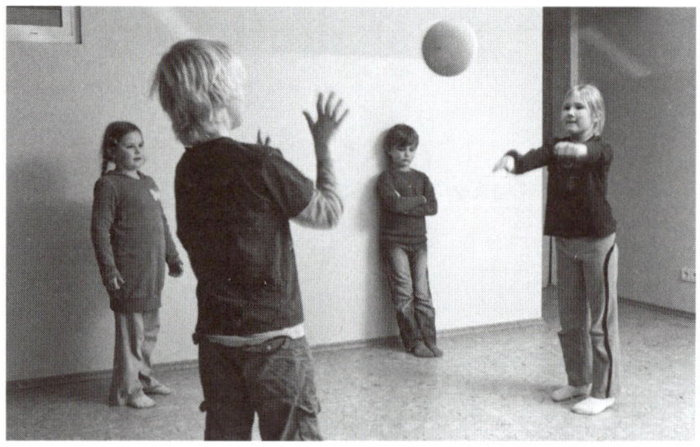

13. Stunde Teamtraining

Rollenspiele

Ab in den Alltag!

In dieser vorletzten Stunde ging es noch einmal darum, das Gelernte zu festigen. Wir haben vor allem **Rollenspiele** gemacht.

Die Kinder überlegten sich, wobei sie im **Alltag noch Schwierigkeiten** haben. Es könnte z. B. der Streit mit dem Bruder oder der Schwester sein, im Bus gehänselt zu werden oder Ärger auf dem Pausenhof. Sie entschieden, ob sie im **Rollenspiel** die eigene Rolle spielen wollten oder in die Rolle eines anderen schlüpfen wollten. Dann wurde geprobt und danach die Situation der ganzen Gruppe vorgespielt. Die Kinder **übten das richtige Einsetzen eines Jokers** (z. B. abwarten, wenn Mama telefoniert, Mut finden und jemandem die Meinung sagen oder jemanden stoppen, der einen Freund/eine Freundin ärgert).

Im Anschluss an jedes Rollenspiel gaben alle anderen Kinder **Rückmeldung:**
„Merdan, ich fand gut, dass ..." und evtl. auch noch einen Tipp: „Mila, ich gebe dir den Tipp, dass ..."
Dann wurde so lange weitergeübt, bis die Konfliktlösestrategie richtig und sicher war und sich alle vorstellen konnten, diese auch in Wirklichkeit anzuwenden. **Übung macht den Meister!**

!

Fragen Sie Ihr Kind auch nach dem Training nach den Jokern, die sie weiter üben wollen! Führen Sie das, was sich bewährt hat (Edelsteine, Ruhe im Alltag, Teamsitzung in der Familie oder der Plan ...), auch nach dem Training fort!
Blicken Sie zurück an den Anfang des Trainings: Was waren Ihre Ziele für sich und Ihr Kind? Schätzen Sie in Schulnoten ein, wie zufrieden Sie jetzt damit sind:

1. ______________________________

______________________________ Note: ☐

2. ______________________________

______________________________ Note: ☐

3. ______________________________

______________________________ Note: ☐

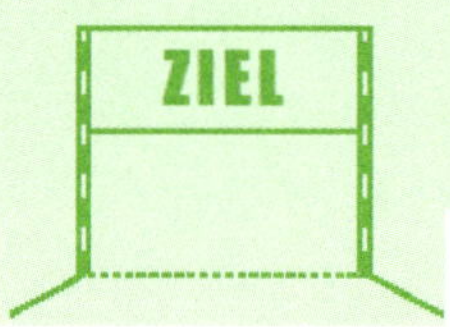

Wochenprotokoll vom

Das war diese Woche gut:

+

+

+

+

+

Das hat diese Woche nicht gut geklappt:

–

–

–

Da hat sich mein Kind wohlgefühlt:

☼

☼

☼

☼

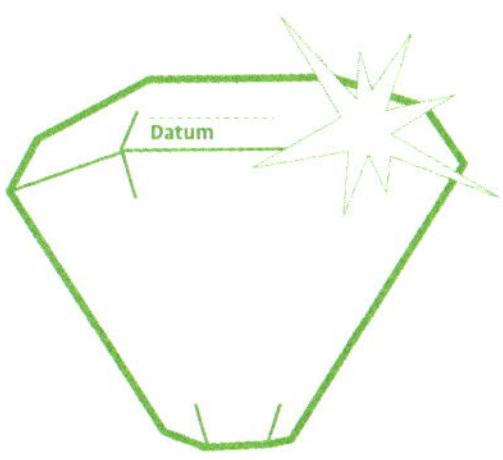

Denken Sie an den Edelstein!

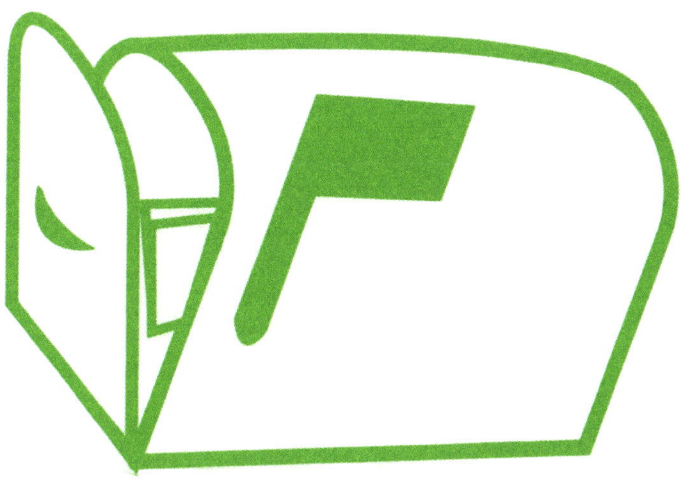

14. Stunde Teamtraining
Juhu!

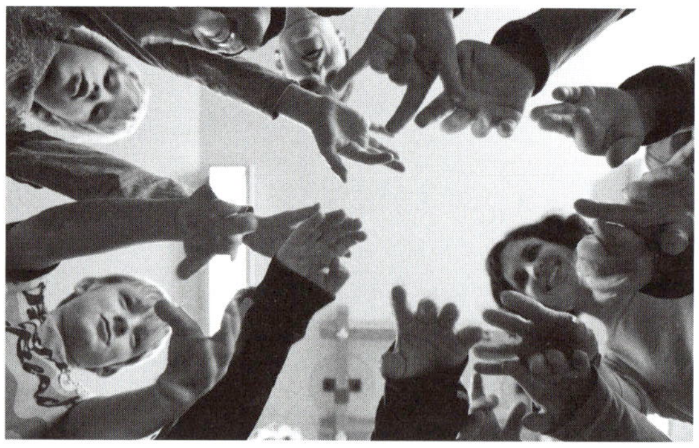

Wir haben es geschafft!

Liebe Eltern,
schön, dass Sie mitgearbeitet und diese Chance für sich und Ihre Familie genutzt haben. Vielleicht gibt es etwas, was Ihre Familie bereichert und Sie inspiriert hat.
Das was für Sie nicht relevant war, können Sie getrost über Bord werfen. Aber nutzen Sie doch das, was Sie bereichert hat, einfach weiter!

Hier ein paar Anregungen von anderen Eltern:

Wir nutzen die Edelsteine weiterhin. Nicht mehr jede Woche, aber wenn etwas besonders toll war, wandert er als Erinnerung in die Schatzkiste.

Wir wenden weiterhin Ruhig-mach-Tricks an, das tut uns beiden gut, wenn mal wieder dicke Luft ist. Ich gehe dann kurz mit dem Hund um den Block.

Die Schatzkiste hat auch nach Monaten ihren festen Platz im Kinderzimmer!

Ich habe gelernt, dass es oft die Kleinigkeiten sind, die Freude machen.

Uns tut die Kapitän-Nemo-Geschichte gut! Gerade nach einem stressigen Tag fahren wir alle besser runter!

Laura verabredet sich jetzt schon häufiger. Für sie ist es ganz selbstverständlich geworden! Das finde ich toll! Ich bin so stolz, dass wir dieses Problem in den Griff bekommen haben.

Das Bild mit den Gesprächsregeln hängt bei uns am Kühlschrank und erinnert uns alle daran, wie es geht.

Wir achten mehr auf das, was klappt. Vorher haben wir fast drauf gewartet, dass unser Kind wieder Ärger macht. Jetzt läuft es besser.

Mit Mut geht´s gut! Der Zauberspruch hilft immer wieder – auch mir manchmal, damit ich besser loslassen kann.

Wir machen den Familienrat fast jede Woche und besprechen, was am Wochenende anliegt. Das tut auch den Erwachsenen gut.

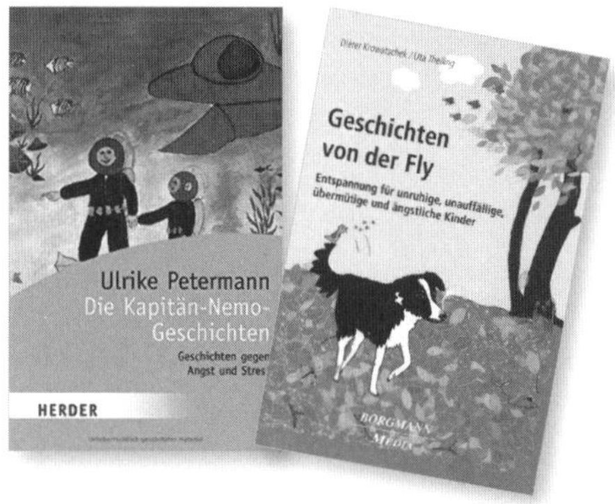

Anhang 1
Kapitän Nemo oder Die Fly?

Liebe Eltern,

damit Sie entscheiden können, welche Art Entspannungsgeschichte besser zu Ihrem Kind und Ihnen passt, haben wir Ihnen eine kleine Gegenüberstellung verfasst:

Titel	**Die Kapitän-Nemo-Geschichten**	**Geschichten von der Fly**
Qualität	Taschenbuch, wenige Illustrationen in schwarz-weiß (günstiger)	gebunden, farbige Illustrationen, Musik-CD inkl. (teurer)
Altersgruppe	5–12 Jahre	5–12 Jahre
Theorieteil	**Für Eltern und Kinder** • Viel Fließtext, Fachbegriffe sind häufig, werden aber stets erläutert • Guter Kinderteil mit schönen Erklärungen	**Für Eltern und Kinder** • Sehr übersichtlich und gut verständlich, leicht zu lesen • Für die Kinder keine Informationen zur Entspannung, sondern Vorstellung der Hündin Fly, der Autoren und der Zeichnerin
Die Geschichten	**14 Fortsetzungsgeschichten** • Unterwasserausflüge mit Kapitän Nemo und seinem Unterwasserboot Nautilus • Ritualisierter Einstieg (Anziehen des Taucheranzugs) • Sehr ruhig, keine Anteile mit Lärm oder Gefahr • Fantasievolle Unterwasserorte und schöne Tierbegegnungen • Arme und Beine bekommen die Anleitung schwer und warm zu werden • Kapitän-Nemo-Spruch: „Nur ruhig Blut, dann geht alles gut!“ (kann auch durch Zauberspruch Ihres Kindes ersetzt werden) • Ritualisiertes Zurückholen in zwei Varianten: mit oder ohne Einschlafen	**3 verschiedene Schwerpunkte** 1. Fantastische und beinahe wahre Geschichten, z. B.: Die Fly jagt das Dünengespenst oder: Die Fly träumt 2. Geschichten aus dem Alltag, z. B.: Die Fly geht zur Schule oder: Die Fly und ihr Freund Max 3. Geschichten, die Mut machen, z. B.: Die Fly bekommt eine Spritze oder: Die Fly geht verloren • Hauptperson ist die Hündin Fly • Ritualisierter Einstieg und Ausstieg (zum Wachbleiben) • Teils recht spannende, lebhafte Geschichten mit Problemlösungsansätzen • Eher wenig gezielte Entspannungsanleitungen, mehr eingearbeitete Wärme-, Schwere- und Ruhebilder

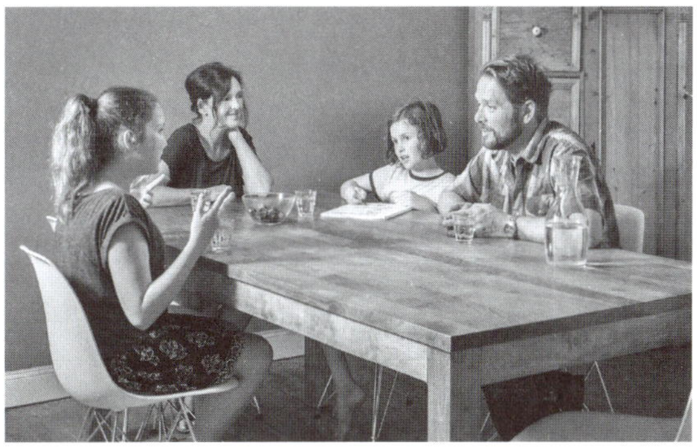

Anhang 2
Der Familienrat

Teamsitzung für die ganze Familie!

Aus Ihrem beruflichen Alltag wissen Sie bestimmt, wie wichtig regelmäßige Teamsitzungen sind, damit „der Laden läuft“. In einer Familie ist es nicht anders. Hier finden Sie Tipps, wie Ihre Familien-Teamsitzung ein Erfolg wird.

Die Vorbereitung

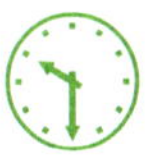
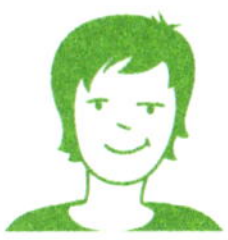

- Finden Sie einen Zeitpunkt, der allen regelmäßig passt, z. B. samstags beim oder nach dem Frühstück
- Stellen Sie in der ersten Teamsitzung Regeln auf (ausreden lassen, freundlich sein)
- Überlegen Sie was besprochen wird und was nicht (z. B. gemeinsame Pläne und Termine: ja! Ausflugideen: ja! Änderungswünsche, die alle betreffen: ja! Streit zwischen einzelnen: nein!)
- Sammeln Sie Themen: Sie können ein Buch auslegen, in das alle ihre Ideen schreiben oder malen können, die ihnen bis zur nächsten Sitzung einfallen

Der Ablauf

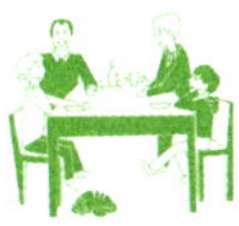
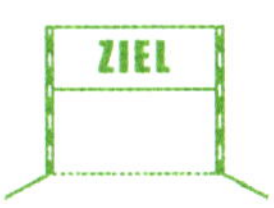

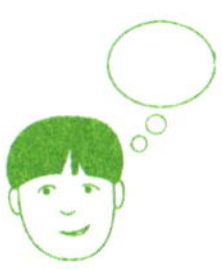

- Handys weg! Gemütlich machen!
- Mit schönen Themen beginnen (Ausflüge, Lob für erledigte Aufgaben, tolle Absprachen, Essenswünsche ...)
- Gibt es etwas, was alle ändern wollen? Finden Sie gemeinsam die Lösung!
- Nehmen Sie die Vorschläge Ihrer Kinder ernst! Zeigen Sie Bereitschaft, etwas auszuprobieren, auch wenn Sie dazu keine Lust haben oder skeptisch sind.
- Es muss nicht für alles sofort eine Einigung gefunden werden. Manchmal reicht es auch, wenn sich alle bis zum nächsten Mal Gedanken dazu machen.
- Pläne, Ideen und Absprachen mit denen das Team zufrieden ist, werden schriftlich festgehalten und am besten von allen unterschrieben. Sie gelten für alle verbindlich bis zur nächsten Teamsitzung.

Viel Spaß mit Ihren „Familien-Kollegen“!

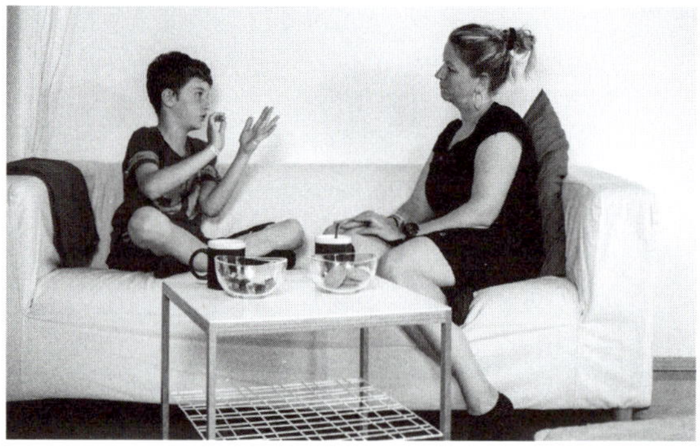

Anhang 3
Das Konfliktgespräch

Ohne Streit! Ohne Wut! – So geht‘s gut!

In jeder Familie gibt es Dinge, über die man sich immer wieder streitet oder ärgert. Das Zimmer aufräumen gehört oft dazu, zu spät zum Frühstück zu kommen oder Sporttaschen tagelang im Flur liegen zu lassen, anstatt sie auszuräumen. Sätze wie: „Ich hab' dir jetzt schon dreimal gesagt ...!“ oder „Schon wieder ...!“ kommen Ihnen sicher bekannt vor?
Versuchen Sie den Neustart!

- Sprechen Sie nicht über den Konflikt, wenn Sie und Ihr Kind wütend sind.

*„Erst mal beruhigen. Den **Streit klären wir im grünen** Bereich.“*

- **Verabreden** Sie sich mit Ihrem Kind. Alle müssen genug ungestörte Zeit haben.
- Nur **einen Streitpunkt** besprechen!

„Ich hole dich nachher vom Sport ab, dann haben wir beide Zeit ...
... das mit dem Aufräumen in Ruhe zu regeln.“

- Ihr Kind sitzt bockig vor Ihnen und erwartet Ärger? **Überraschen Sie es!**

„Schön, dass wir Zeit für uns haben ... Weil ich dich so lieb habe, möchte ich mich nicht mehr so oft streiten.“

- **Hören Sie aufmerksam zu.** Zeigen Sie Interesse an der Sichtweise Ihres Kindes und **Verständnis.**

„Ich kann verstehen, dass du nicht gerne aufräumst und dass du dein Aufgebautes nicht zerstören möchtest!“

- Machen Sie Ihren Standpunkt in **Ich-Botschaften** klar.

„Ich möchte freitagmorgens putzen, wenn ihr in der Schule seid. Das kann ich bei dir nur, wenn aufgeräumt ist.“

- Finden Sie **gemeinsam** eine Lösung!
- **Unterstützen Sie,** statt zu bestimmen!

„Du hast doch immer gute Ideen! Was könnten wir ändern?“
„Ich habe da einen Vorschlag ... Was hältst du davon ...?“

- **Gemeinsame Lösung bestärken.**

„Ich finde unsere Lösung richtig gut! Jetzt schreiben wir sie auf und hängen sie an den Kühlschrank!“

Probieren Sie es aus!

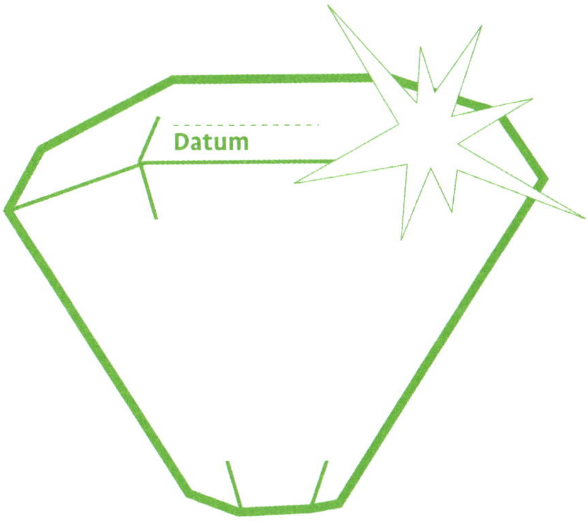
Datum

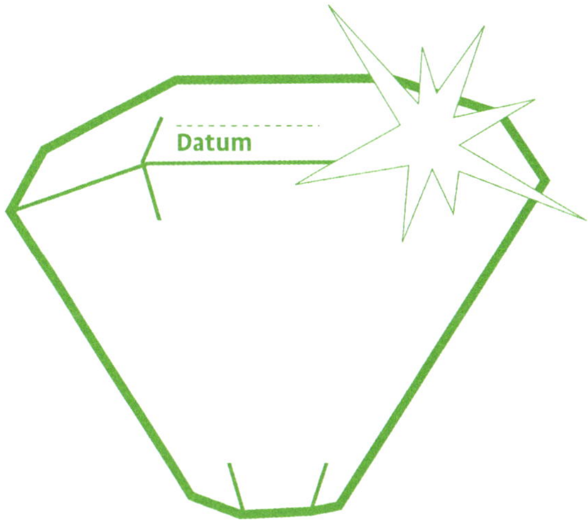
Datum

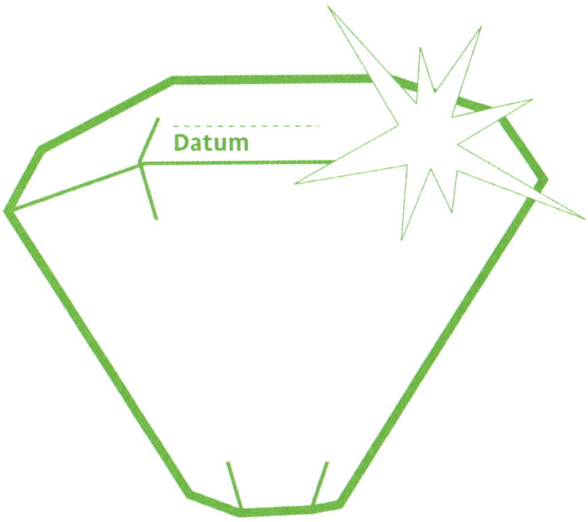
Datum

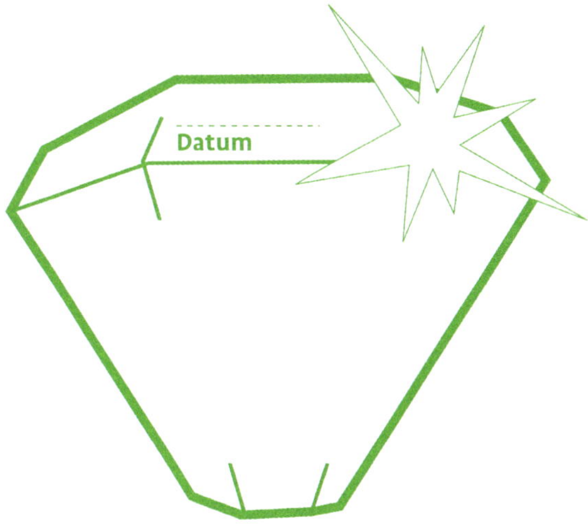
Datum

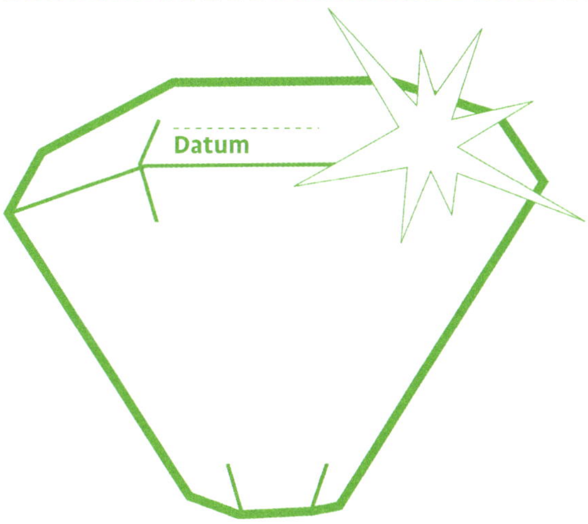
Datum

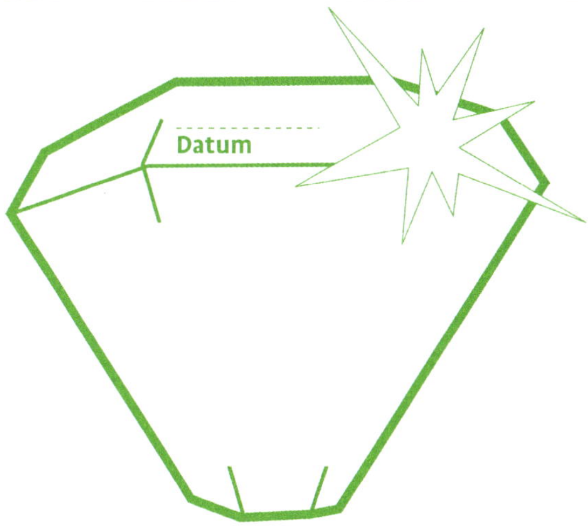
Datum

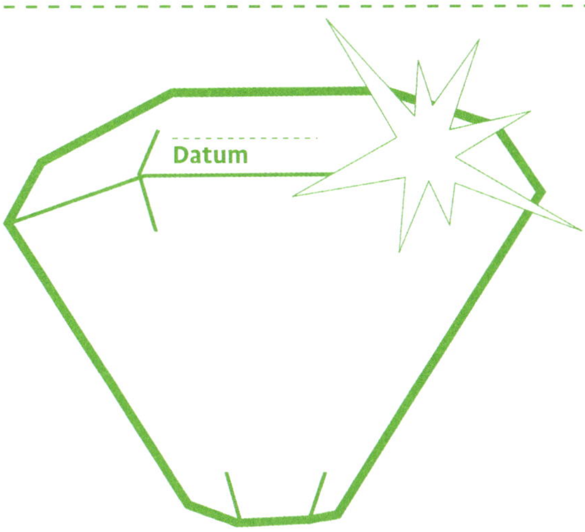
Datum

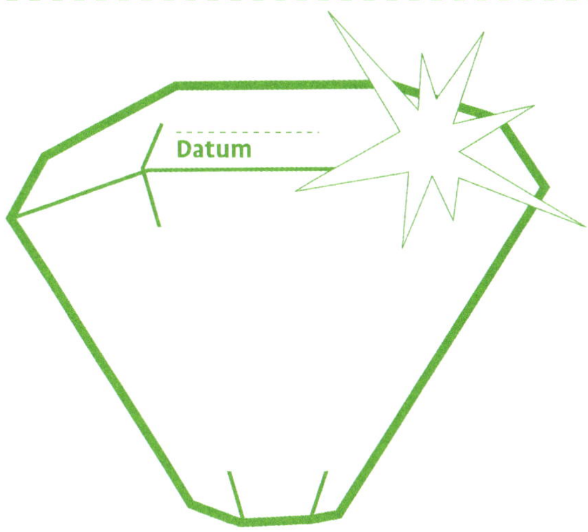
Datum

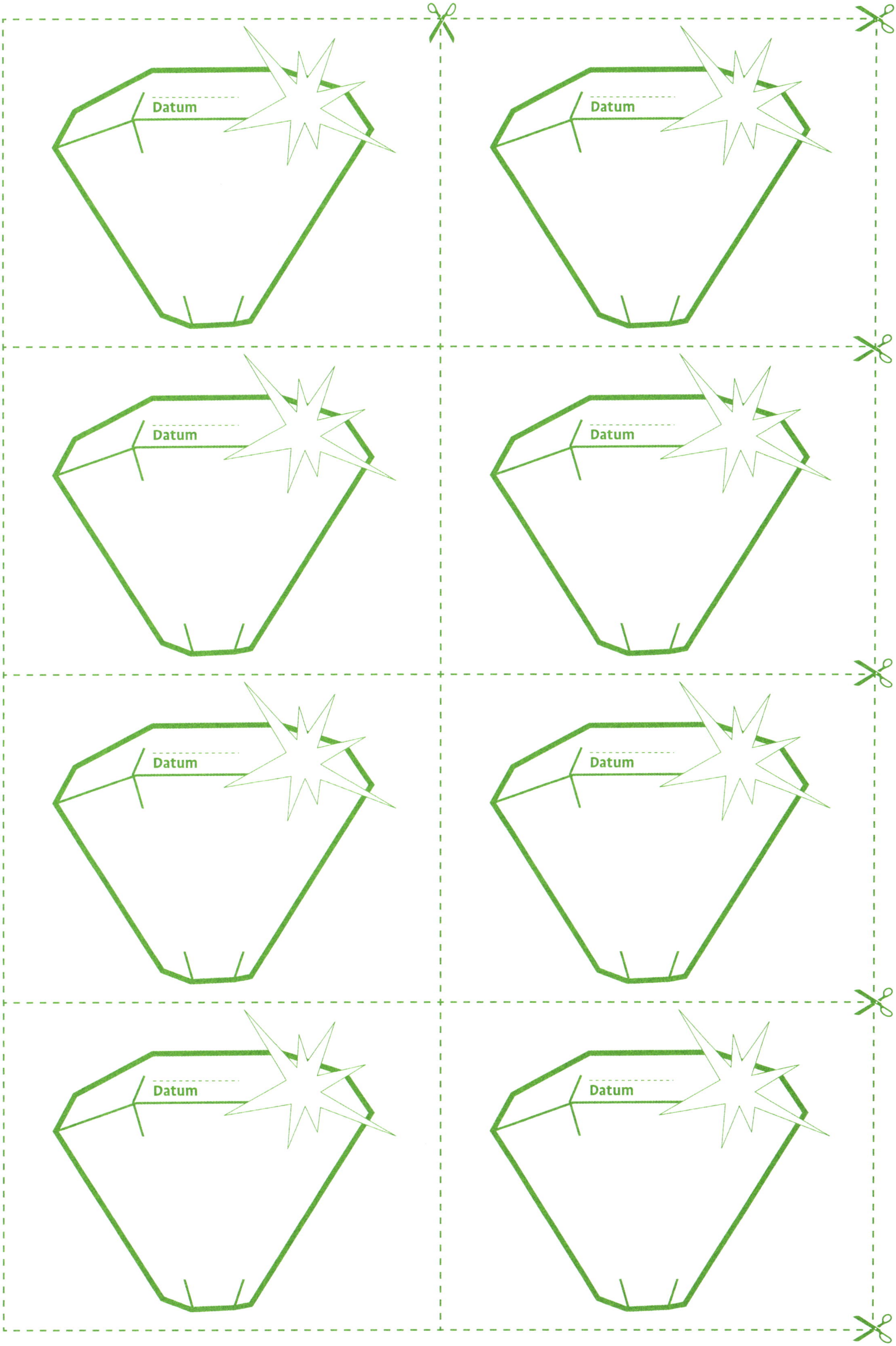
Datum
Datum
Datum
Datum
Datum
Datum
Datum
Datum